社区早产儿营养保健实践指南

原　　著：Oregon Pediatric Nutrition
Practice Group

主 编 译：郝　波
副主编译：周　敏　张小松

U0257402

北京大学医学出版社

SHEQU ZAOCHANER YINGYANG BAOJIAN SHIJIAN ZHINAN

图书在版编目（CIP）数据

社区早产儿营养保健实践指南 / 美国俄勒冈州儿科营养实践组
原著；郝波主编译 . — 北京：北京大学医学出版社，2018.12
书名原文：Nutrition Practice Care Guidelines for
Preterm Infants in the Community
ISBN 978-7-5659-1775-2

Ⅰ . ①社… Ⅱ . ①美… ②郝… Ⅲ . ①早产儿 - 营养
卫生 - 指南 Ⅳ . ① R153.1-62

中国版本图书馆 CIP 数据核字（2018）第 059193 号

北京市版权局著作权合同登记号：图字：01-2018-1670

社区早产儿营养保健实践指南

主 编 译：郝 波

出版发行：北京大学医学出版社

地 址：（100191）北京市海淀区学院路 38 号 北京大学医学部院内

电 话：发行部 010-82802230；图书邮购 010-82802495

网 址：http：//www.pumpress.com.cn

E-mail：booksale@bjmu.edu.cn

印 刷：北京瑞达方舟印务有限公司

经 销：新华书店

责任编辑：许 立 王孟通 责任校对：金彤文 责任印制：李 啸

开 本：880mm×1230mm 1/32 印张：3.375 字数：91 千字

版 次：2018 年 12 月第 1 版 2018 年 12 月第 1 次印刷

书 号：ISBN 978-7-5659-1775-2

定 价：22.00 元

译者名单

主 编 译 郝 波

副主编译 周 敏 张小松

审 校 王丹华 汪之顼

编 译 者 （按姓名汉语拼音排序）

丁国芳 冯 琪 郝 波 匡晓妮

李 辉 邵 洁 汪之顼 王丹华

王惠珊 王雪茵 王 颖 张小松

周 敏

原著者名单

Members of the 2000-2001 Working Group:
Jeanne Bacot, MPH, RD   Lana Peth, RD
Mary Davis, RD   Linda Phelan, RD, CSR
Janet Harris, RD   Claudia Smith, RD, CDE
Vicki Look, RD   Diane Smith, MA, RD
Joan Ottinger, MS, RD

Members on the Revision Workgroup for 2002:
Elizabeth Berol-Rinder, RD   Linda Phelan, RD, CSR
Mary Davis, RD   Sue Ring, RD
Susan Greathouse, MPH, RD   Diane Smith, MA, RD

Members on the Revision Workgroup for 2006:
Andi Dietz, RD   Linda Phelan, RD, CSR
Susan Greathouse, MPH, RD, IBCLC Sue Ring, RD
Melissa Nash, MPH, RD   Melissa Stawarz, RD
Jennifer Niemeyer, RD

Members on the Revision Workgroup for 2013:
Cheryl Alto, MS, RD   Linda Phelan, RD, CSR
Andi Markell, RD   Kirti Raol, MS, RD
April Mitsch, MS, RD   Sue Ring, RD
Melissa Nash, MPH, RD   Kim Rondeau, RD
Mia Neeb, RD   Melissa Stawarz, RD
Jennifer Niemeyer, RD

Members on the Revision Workgroup for 2016:
Cheryl Alto, MS, RDN
Andi Markell, RD
April Mitch, MS, RD, IBCLC   Melissa Nash, MPH, RD
Jennifer Niemeyer, RD
Melissa Stawarz, RD

编译者前言

早产儿由于过早离开母体，身体功能尚未成熟，生长发育会受到一定影响，生长不良及发育异常的发生率均明显高于正常足月儿。对于大多数早产儿而言，经过科学合理的喂养与照护，到 2 ～ 3 岁时均能达到同龄足月儿的正常生长水平。但对于少数具有高危因素的早产儿，出院后仍存在一些营养与喂养问题，并面临生长不良的风险。如何指导出院后的早产儿家庭合理喂养，促使早产儿通过适宜地追赶生长，回归到主要受遗传因素影响的既定生长轨道上，这是各级儿童保健工作者特别是社区儿童保健人员面临的较大挑战。

国内外专门针对出院后早产儿营养与喂养的指南、规范或相关书籍均较少。"美国俄勒冈州儿科营养实践组"编写的《社区早产儿营养保健实践指南》（*Nutrition Practice Care Guidelines for Preterm Infants in the Community*）（以下简称《指南》）的主要内容涉及早产儿出院后可能面临的各种营养与喂养问题，描述清晰、详尽、具体，使用的表格简明、直观、易懂，计算方法有实例可供练习，实用性与指导性较强。《指南》还提供了一些有价值的参考文献链接，可以满足不同读者的学习需要。

本《指南》受到了国内外相关领域专家的认可与推荐，也使编译者们对该指南的翻译与应用产生了浓厚兴趣，希望能把它介绍给国内更多的儿童保健专业人员，特别是从事早产儿保健与咨询指导的社区医生们，起到抛砖引玉、相互学习，提升专业技能的作用，为改善早产儿的健康状况做出自己的贡献。

经过多方努力，编译者与该《指南》的编写专家组负责人 Dr. Susan J Filkins 建立了联系，我们编译出版该书中文版的想法得到了对方的理解与大力支持。在北京大学医学出版社的帮助下，俄勒冈州儿科营养实践组同意将该《指南》的 2016 年最新修改版正式授权给我们编译出版。

编译者按照原书的全部内容进行了完整翻译，对于其中不适合我国情况或与国内相关指南、规范等不尽相同的地方，进行了标注、补充或修改，部分以编译者按的形式提出了目前的观点与编译者的理解，供同行们进一步交流与探讨。

本书适合各级儿童保健专业人员阅读参考，也可作为社区基层保健人员的培训教材。编译中难免存在不妥之处，敬请读者们批评指正！

感谢参与编译出版本书的所有编委、编辑以及医学生们，还要特别感谢王丹华教授、汪之顼教授在百忙之中对本书的审校！

主编译　郝　波

目的

本《指南》旨在指导社区儿童保健专业人员对高危早产儿进行营养与喂养指导，促使其出院后的生长发育达到理想状态。对于任何早产儿和（或）低出生体重儿，都应定期进行营养筛查与评估。

声明

俄勒冈州儿科营养实践组（The Oregon Pediatric Nutritim Proctice work group，OPNPG）制订了一套指南建议，为儿童保健工作者提供有关早产儿营养管理的临床指导。这些指南建议是基于目前有限的循证依据并结合工作组成员的临床经验而制订的。

目　录

定义和分类

定义：早产儿是指出生胎龄小于 37 周的新生儿。

分类：

根据出生体重分类（美国分类）

- 低出生体重儿（low birth weight，LBW）：出生体重＜ 2500 g。
- 极低出生体重儿（very low birth weight，VLBW）：出生体重＜ 1500 g。
- 超低出生体重儿（extremely low birth weight，ELBW）：出生体重＜ 1000 g。

> **编译者按**：我国黎海芪主编的《实用儿童保健学》（人民卫生出版社，2016）一书中，按照出生体重分类早产儿时，增加了一类，即正常出生体重儿（2500 ~ 4000 g）。

根据出生胎龄分类 [世界卫生组织（World Health Organization，WHO）分类]

- 中晚期早产儿：32~37 周。
- 极早期早产儿：28 ~32 周。
- 超早期早产儿：＜ 28 周。

根据出生体重和胎龄的关系分类

- 适于胎龄儿（appropriote for gestational age，AGA）：新生儿出生时体重在同胎龄平均体重的第 10 到第 90 百分位数之间。
- 大于胎龄儿（large for gestational age，LGA）：新生儿出生时体重在同胎龄平均体重的第 90 百分位数以上，或比平均值高两个标准差。

- 小于胎龄儿（small for gestational age，SGA）：新生儿出生时体重在同胎龄儿平均体重的第 10 百分位数以下，或比平均值低两个标准差。
- 非匀称性小于胎龄儿：体重小，但是头部和身长发育正常的婴儿，通常预示短期胎儿生长受限。
- 匀称性小于胎龄儿：新生儿出生体重和身长均小，大脑的发育不足，通常预示着长时间的胎儿生长受限。
- 宫内生长迟缓（intrauterine growth restriction，IUGR）：亦称胎儿生长受限（fetal growth restriction，FGR），胎儿未能以预期的速度维持子宫内生长，可能由胎盘功能障碍、感染、营养不良等引起。
- 宫外生长迟缓（extrauterine growth restriction，EUGR）：由 Clark 和 Thomas 于 2003 年根据相关研究结果提出，指早产儿出院时或相当胎龄 40 周时体重、身长或头围（三者不一定同时具备）低于同胎龄儿的第 10 百分位数。

编译者按：我国国家卫生和计划生育委员会（现国家卫生健康委员会）在 2017 年颁布的《早产儿保健工作规范》中，根据中国早产儿保健工作现状，为便于对早产儿分类管理，提出了以下分类方法：

- 低危早产儿：胎龄 ≥ 34 周且出生体重 ≥ 2000 g、无早期严重合并症及并发症、生后早期体重增长良好。
- 高危早产儿：胎龄 < 34 周或出生体重 < 2000 g，存在早期严重合并症或并发症、生后早期喂养困难、体重增长缓慢等任何一种异常情况。

围生期年龄相关术语及定义（图）

1. 出生胎龄（gestational age，GA）：指从末次月经第一天到分娩之间经过的周数和天数。我国有关文献描述为出生时的实际孕周。

2. 实际年龄（chronological age，CH）：指从出生第一天算起的天数、周数、月数、年数，也被称为出生后年龄。

3．矫正年（胎）龄（corrected age，CA）：实足年龄减去40周前出生的周数和月数，也叫作"调整年龄"，适用于描述早产儿从出院后到2～3岁的情况。

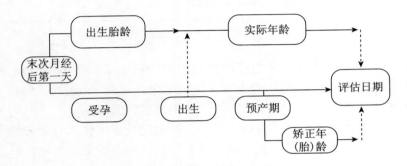

图　围产期年龄相关术语及定义

资料来源：Cimmittee on Fetus and Neuboin at.al. Pediatrcs 2004；114：1362-1364

第 1 章

早产儿出院后社区保健

医疗和营养保健水平的提高使得出生胎龄小于 36 周的婴儿生存率增加。随着较小婴儿的存活，极低出生体重儿（very low birth weight，VLBW）（< 1500 g）的发生率相应会增加。

婴儿会由于多种原因而较早出院，早出院减少了婴儿与父母的分离时间，改善了亲子关系，减少了养育期间潜在的负面影响。早出院缩短了在新生儿重症监护病房（neonatal intensive care unit，NICU）的住院天数，减少了婴儿住院期间的院内感染风险，因为一旦感染会显著增加住院天数。

另一个早产儿早出院的重要原因就是减少住院花费，使 NICU 将其资源用于更需要重症监护的其他高危婴儿。然而，一些早出院的早产儿会由于生长不好及喂养问题而再次入院。这常常是因为部分社区的医疗保健与随访能力有所欠缺或存在差距所致。

出院回家的过渡期

出院后生长不良风险最高的婴儿

- 极低出生体重儿和超低出生体重儿（extremely low birth weight，ELBW）。
- 小于胎龄儿（small for gestational age，SGA）和胎儿生长受限（fetal growth restriction，FGR）。
- 根据胎龄和出生体重，主要使用未强化的母乳喂养。
- 特殊配方喂养的婴儿。
- 需要在家进行管饲喂养的婴儿。
- 住院期间完全肠道外营养（total porentenal nutrition，TPN）

> 4 周或出院后仍需要肠外营养的婴儿。
- 接受过胃造口术或气管切开术的婴儿。
- 出院前体重增加缓慢的婴儿（增重＜ 25 g/d）。
- 具有以下任何一项并发症的早产儿：
  - 慢性肺疾病（chronic lung disease，CLD）/ 支气管肺发育不良（bronchopulmonary dysplasia，BPD）。
  - 慢性肾功能不全。
  - 先天性消化道异常。
  - 短肠综合征。
  - 青紫型先天性心脏病。
  - 早产儿代谢性骨病（又名早产儿骨质疏松）。
  - 早产儿贫血。
  - 严重的神经系统损伤。
  - 宫内药物和（或）酒精暴露。
  - 贫困或社会经济地位低。

父母关注的问题

父母常常表现出对早产儿的担心，社区卫生专业人员应该意识到以下问题并且能够提出针对这些问题的建议。
- 生长预期。
- 特殊的医用配方奶和（或）母乳强化剂（human milk fortifier，HMF）。
- 喂养慢且喂养不耐受。
- 反流和恶心。
- 口腔厌食（拒绝经口直接吃奶）。
- 确定是否已经发育好并准备开始添加固体食物（辅食）。
- 对食物缺乏兴趣或不喜欢食物。
- 婴儿开始添加辅食后即出现新的喂养问题。
- 喂养支出：日常用品、吸奶器导管、滴管、特殊的早产儿奶嘴等。
- 日托和临时看护。

转诊

社区保健人员应熟悉社区内早产儿转诊的相关资源，以弥补早产儿出院后保健服务的差距。对于早产儿保健，社区保健人员应该知道以下方面内容：

- 如何联系上级医疗卫生机构。
- 如何联系家庭服务公司或肠内喂养供应商提供喂养用品。
- 最近的喂养和（或）神经发育诊所的位置，包括如何转诊到发育儿科医生、作业治疗师、语言治疗师、物理治疗师等。
- 如何联系儿科营养师。
- 如何联系哺乳咨询师。
- 如何联系早期干预机构。
- 如何租用到吸奶器。

> **编译者按**：我国国家卫生和计划生育委员会（现更名为国家卫生健康委员会）2017 年发布的《早产儿保健工作规范》要求专业人员在随访时需及时发现异常，及时干预或转诊到专科机构或上级医疗机构。

高危新生儿出院时的喂养问题

早产儿在出院时仍可能会有以下喂养问题：

- 意识状态不稳定（如难以从睡眠状态转到觉醒状态）。
- 生理状况不稳定（如呼吸暂停）。
- 喂养耐受性较差。
- 吸吮、吞咽、呼吸的协调功能差。
- 吞咽功能受损。
- 口腔运动控制、协调能力差。

高危早产儿的喂养问题见表 1-1。

表1-1　高危早产儿喂养问题

喂养问题	症状/特征		营养咨询指南
	意识状态定性：	生理稳定性：	
意识状态、生理稳定性问题	●婴儿嗜睡 ●较差的觉醒信号 ●可能睡眠不好 ●经常困闹 ●喂养时频躁 ●难以进入安静觉醒状态 ●难以开始吸吮 ●难以专注于吃奶	●肤色变化 ●紧张体征 ●出汗 ●呼吸暂停、心动过缓 ●沉睡 ●呃逆	安抚的技巧： ●用襁褓包裹 ●观察微小的、早期饥饿信号 ●使用安抚奶嘴 ●在安静觉醒状态下开始喂养 ●进行节奏缓慢的运动 ●用轻柔的声音说话或保持安静 ●检查环境中的过度刺激源（如广播或电视、灯光等） 唤醒的技巧： ●变换音调 ●换尿布 ●拍嗝 ●打开包被 ●用冷毛巾擦拭婴儿的脸
耐受性问题	●嗜睡不能唤醒喂奶 ●缓慢、无兴趣地吃奶 ●喂养持续时间超过30~45分钟 ●随着喂养的进行液体丢失增加 ●随着喂养的进行吸吮变得没有规律 ●停顿较长时间进行呼吸 ●用力吸吮乳房的时间间短 ●刚开始喂养不久就表现出吃饱或困倦的样子		●如果孩子协调性没有问题，可以考虑使用流速快的奶嘴 ●托着宝宝的下颌和面颊 ●将喂养时间控制在20~30分钟，当宝宝疲劳时停止喂养 ●考虑营养补充剂或增加能量密度 ●仔细检查环境中的过度刺激源 ●保持放松的体位，使婴儿头和身体呈直线
吸吮、吞咽或呼吸协调性问题	●大口吞咽 ●吸吮1~2口就松开乳头 ●咳嗽或呛奶 ●喂奶过程中过多液体丢失 ●伴有或不伴有心动过缓或呼吸暂停 ●喘息		●泌乳反射、射乳反射会引发奶的流速（如使用流速慢的奶嘴） ●调整奶嘴的流速 ●减少周围环境的干扰 ●用放松的体位包裹或抱宝宝，使婴儿头和身体呈直线 ●帮助婴儿调整吃奶的节奏，吃奶过程中可以停顿几次，让宝宝吃奶 ●吞咽情况需由喂养专业人员进行评估

续表

喂养问题	症状/特征	营养咨询指南
吞咽机制问题	●接受安慰奶嘴但不接受乳房奶瓶或奶瓶 ●口中含着奶不咽下 ●随着喂养的进行出现过多液体丢失 ●吞咽困难 ●频繁咳嗽、呛奶 ●反复发生吸入性肺炎	●泌乳反射或射乳反射之后再开始喂奶 ●调整奶嘴的流速（如使用慢流速的奶嘴） ●评估喂养和（或）吞咽功能造影检查，排除吞咽功能延迟或障碍
口腔运动控制/协调问题	●吸吮无力或吸吮时发出杂音 ●频繁恶心（发噎） ●舌头缩回或异常的运动 ●舌头向后弓，声音改变 ●咬奶头或咀嚼奶头而不是吸吮 ●过多液体丢失，或即使减慢奶孔流量仍频繁咳嗽、呛奶 ●厌恶或防御性行为 ●肌张力过高或过低 ●反复吸入性肺炎 ●在适当的矫正年龄段，吃奶技能没有进步	●由语言或作业治疗师等专业人员进行喂养评估 ●评估营养摄入，提供最佳营养摄入的建议，以促进生长发育潜能的发展

此表转载已获许可，翻译自：Nutritional Care for High-Risk Newborns, 3rd Edition; Groh-Wargo, S., Thompson, M., Cox, J. (Editors) pp 554-555. (2000) . Precept Press, Chicago, IL

进一步评估、随访及转诊的预警征

以下指征提示专业人员需要进一步评估、随访和转诊。

体格生长指标的预警征

生长预期值

- 体重减轻或百分位曲线明显下降（向下偏离预期生长曲线百分位）。
- 体重增重过多：短时间内超过 2 条百分位曲线。
- 按矫正年龄体重增长率较低，如表 1-2 所示：

表1-2　矫正年龄体重增长率转诊指标

矫正年龄	转诊指标 *
36 ～ 40 周	< 25 g/d 或 < 170 g/w
足月 ～ 3 月龄	< 20 g/d 或 < 142 g/w
3 ～ 6 月龄	< 15 g/d 或 < 99 g/w
6 ～ 9 月龄	< 10 g/d 或 < 57 g/w
9 ～ 12 月龄	< 6 g/d 或 < 43 g/w
1 ～ 2 岁	< 1 kg 或 < 90 g/6m

注：按照 1 盎司约等于 28.35 g 换算。

临床预警征

临床并发症、异常状况或慢性疾病

- 慢性肺疾病、支气管肺发育不良。
- 胃食管反流病（gastroesophageal reflux，GERD）。
- 心脏异常。
- 肾损伤。
- 坏死性小肠结肠炎（necrotizing enterocolitis，NEC）。
- 小肠综合征、短肠综合征。
- 出院后全肠外营养。
- 胎儿酒精综合征、胎儿期毒品暴露。

- 唐氏综合征、脑瘫、囊性纤维化、脊柱裂。
- 其他代谢综合征。

长期用药

- 抗生素。
- 抗胆碱能药物。
- 抗惊厥药。
- 糖皮质激素。
- 泻药。
- 利尿剂。

呕吐或反流

- 持续呕吐；拒绝吃奶；吃奶期间呼吸暂停伴有或不伴有弓背；只有在欲睡时才接受喂养。
- 慢性呕吐，特别是如果伴有其他症状和体征，如腹泻、脱水或生长不良。
- 疼痛或明显不适或频繁的呼吸系统感染（常常表现为胃食管反流）。

便秘

- 3天未排便，大便干燥、硬结、颗粒状，排便困难。
- 腹胀且硬。

腹泻

- 频繁、慢性的松散状、水样、大量或有异常臭味的粪便，尤其是如果伴有其他症状和体征，如呕吐或脱水。
- 尿布区域的皮肤破损。
- 灰色、白色或灰白色粪便。

喂养预警征

- <矫正2月龄，24小时内进食次数少于8次或24小时内尿

湿尿布少于 6～8 片。
- 每次喂养时间 > 30 min；每天喂养 < 6 次。
- 目前体重超过 2.5 kg，仍在使用早产儿配方奶粉或母乳强化剂。
- 超过标准化稀释浓度的浓缩配方奶。
- 在配方奶或母乳中添加营养素补充剂或母乳强化剂。
- 配方奶粉稀释不当。
- 婴儿服用大豆配方奶或羊奶。
- 喂养量随年龄增长不增加反而减少。
- 嗜睡、喂奶期间觉醒减少。
- 婴儿吃奶期间烦躁不安、呼吸困难，很难唤醒或容易疲倦，难以完成喂养。
- 婴儿拒绝进食，喂养困难或者在喂养时舌头向后弓，喂养期间频繁吐奶、咳嗽或呛奶。
- 父母或婴儿对喂养感到沮丧和紧张。
- 父母或养护人对婴儿发出的喂养信号难以理解或没有适宜的反应。
- 矫正年龄 > 6 月龄还没有开始用勺喂养。
- 矫正年龄 1 岁内喂普通牛奶。

出院时喂养方式的选择

　　早产儿发育状况不同所需喂养方式差异较大；早产儿的喂养策略和建议需要进行个体化评估。出院时的喂养方式通常是根据出生体重、出院时体重和在 NICU 的诊疗过程决定的。早产儿出生后在任何可能的情况下都推荐和鼓励母乳喂养。鼓励进行哺乳咨询以促进成功的母乳喂养，如有需要可以使用吸奶器。

　　对于营养不良高风险的婴儿，需要延长强化喂养的情况包括：
- 出生体重 < 1000 g。
- 全肠外营养 > 1 个月。

- 出院时体重低于生长曲线图上出生体重的百分位水平。
- 骨矿物质指标异常。

从早产儿出院后配方奶到普通婴儿配方奶的转换

关于用早产儿出院后配方奶粉喂养的持续时间目前尚无结论。根据 8 项随机对照研究的系统回顾,其中有 6 项结果显示当使用早产儿出院后配方奶喂养到至少矫正 6 月龄时,表现出生长改善、体重增加和骨矿物质含量增加。持续 ≤ 3 个月的研究显示,对体格生长没有影响。8 项研究中的 3 项也显示男婴有较好的体格生长,2 项研究显示出对女婴的益处。该研究得出结论,对于配方奶粉喂养的VLBW 早产儿,使用早产儿出院后配方奶喂养应该持续到矫正年龄3 ～ 6 月龄,甚至可以到矫正年龄 12 月龄。

早产儿出院后 2 ～ 3 个月内,如果按矫正月龄其体重的百分位水平能够与身长的百分位水平一致,就可以试用普通婴儿配方奶。同时,应密切监测骨矿物质实验室指标及生长情况(见第 3 章)。

出院时不同营养风险早产儿喂养建议

低危

分类定义：
- 出生体重 > 2000 g
- 出生胎龄 > 34 周

母乳喂养建议：
按需哺乳
- 如果按照 Fenton 或 WHO 生长曲线显示生长缓慢，提示母乳摄入或分泌不足，则需进行母乳喂养评估。可考虑使用普通婴儿配方奶补充或强化母乳
- 补充 1 ml 标准婴儿含铁复合维生素

配方奶喂养建议：
- 提供普通婴儿配方奶直至矫正年龄 1 岁
- 以下原因可能需要增加配方奶的能量密度（如 73 ~ 80 kcal/100 ml）
  - 体重增长缓慢（< 25 g/d）
  - 由于喂养耐受差而导致的摄入不足 [< 150 ml/（kg·d）]

中危

范围定义：
- 出生体重：1500 ～ 2000 g
- 有良好的生长和摄入，并且没有严重的并发症
- 出院前碱性磷酸酶和血清磷处于正常范围内

母乳喂养建议（表 4-1）：
- 讨论家庭母乳喂养目标以支持母乳喂养，同时需要保证早产儿的生长和相关实验室检查结果正常
- 用强化母乳或早产儿出院后（过渡）配方奶补充母乳喂养，直到婴儿能够维持生长并能按需摄入母乳（见第五章）
- 出院后一个月和（或）开始纯母乳喂养（未强化）后 1 个月进行骨骼实验室相关检查
- 补充 1ml 婴儿标准含铁复合维生素

配方奶喂养建议：
- 提供早产儿出院后（过渡）配方奶喂养直至矫正年龄 3 ～ 6 个月
- 继续进行出院后配方奶喂养，除非：
  - 婴儿不能耐受配方奶
  - 体重增长过快
  - 钙和磷超过正常值范围
- 如果婴儿矫正年龄 ＜ 3 个月，喂养方案从早产儿出院后配方奶变为普通婴儿配方或未强化的母乳喂养时，应注意：
  - 在改为普通配方奶之前进行骨骼实验室检查，确保婴儿充分骨矿化，在改为普通配方奶后 4 ～ 6 周复查骨骼实验室指标（见第三章）
  - 改为普通配方奶后第一个月内每 1 ～ 2 周测查体重，以确保适宜的体重增长
- 补充 0.5ml 不含铁的婴儿复合维生素，直到婴儿每天奶量 ＞ 1000 ml

高危

范围定义：
- 出生体重 < 1500 g
- 体重增长缓慢（< 25 g/d）
- 摄入量不足（< 150 ml/kg·d）]
- 碱性磷酸酶升高（> 500 U/L）和（或）血清磷降低（< 4 mg/dl 或 1.3 mmol/L）
- 在 NICU 治疗并发症，可伴有全肠道外营养（TPN）> 4 周 和慢性肺疾病的病史
- Fenton 或 WHO 生长曲线上矫正年龄的体重或身长的体重小 于第 2 ～ 第 5 百分位；或百分位水平下降（"远低于"预期生 长曲线百分位）

母乳喂养建议（见表 4-1）：
- 讨论家庭母乳喂养目标以支持母乳喂养，同时需要保证早 产儿的生长和相关实验室检查结果正常
- 用强化母乳或早产儿出院后（过渡）配方奶补充母乳喂养， 直到婴儿能够按需摄入母乳并维持生长（参见第五章）
- 补充 1 ml 婴儿标准含铁复合维生素

配方奶喂养建议：
在多数情况下，这些婴儿需使用早产儿出院后配方奶喂养至矫正年龄 6 ～ 12 个月
- 继续进行出院后配方奶喂养，除非：
  - 婴儿不能耐受配方奶
  - 体重增长过快
  - 钙和磷超过正常值范围
- 如果婴儿喂养方案从早产儿出院后配方奶变为普通婴儿配方奶或未强 化的母乳喂养，应注意：
  - 喂养方案改变前进行骨骼实验室检查确保婴儿充分骨矿化，改配方 奶后 4 ～ 6 周再复查骨骼实验室指标（见第 3 章）
  - 喂养方案改变后的第一个月内每 1 ～ 2 周测量体重，以保证体重适 宜增长，同时监测配方奶摄入量，若奶量显著增加可能是婴儿需 要高能量密度配方奶的信号
  - 补充 0.5 ml 不含铁的婴儿复合维生素，直到婴儿每天的进食量大于 1000 ml

编译者按：目前本指南的内容与中国出版的相关规范及建议基本一致。出院后是否继续强化喂养，首先要根据早产儿的综合情况进行判断，包括早产儿出生胎龄、出生体重、有无胎儿生长受限或宫外生长迟缓、吃奶量、有无并发症、体重增长速度等，并根据这些因素对早产儿进行营养风险程度评估。出院后还要定期监测这些综合因素的变化，及时调整强化喂养方案。当按矫正年龄的体重适于胎龄早产儿达到第 25 百分位或小于胎龄早产儿达到第 10 百分位后，应逐渐减低强化营养的能量密度，期间密切监测生长速度及血生化指标，直至停用。

参考文献

WHO. Born Too Soon-The Globe Action Report on Preterm Birth. World Health Organization. 2012, ISBN 978 92 4 150343 3：1.

Clark RH，Thomas P，Peabody J.Extrauterine growth restriction remains a serious problem in prematurely born neonates[J]. Pediatrics，2003，111（5：986-990）.

Cox，JH，（Ed）*Nutrition Manual for At-risk Infants and Toddlers*. Chicago IL：Precept Press，1997.

Griffen，I. J. & Cooke，R. J. Nutrition of preterm infants after hospital discharge. J Pediatr Gastroenterol Nutr，45，S195-S203，2007.

Groh-Wargo，S.，Thompson，M.，Cox，J.（Eds.）*Nutritional Care for High-Risk Newborns*，3rd Edition. Chicago，IL：Precept Press，Inc. 2000.

Gaining and Growing：Assuring Nutritional Care of Preterm Infants，2007. Retrieved from www.depts.washington.edu/growing，October 22，2010.

Schanler，R.，Shulman，M.D.，and Chantal，L. Feeding strategies for premature infants：Beneficial outcomes of feeding fortified milk versus preterm formula. Pediatrics，103，1150-1157，1999.

《中华儿科杂志》编辑委员会，中华医学会儿科学分会儿童保健学组，中华医学会儿科学分会新生儿学组.早产、低出生体重儿出院后喂养建议.中华儿科杂志，2016，54（1）：6-12.

国家卫生和计划生育委员会办公厅 . 早产儿保健工作规范 [J]. 中华围产医学杂志，2017，20（6）：401-406.

黎海芪 . 实用儿童保健学 . 北京：人民卫生出版，2016.

第 2 章

生长评估

众所周知，早产儿和极低出生体重儿的生长模式和足月儿相比有很大的不同。美国国家儿童健康和人类发展研究院的数据显示，83% ~ 100% 的极低出生体重儿在出生后和出院前时间段内有明显的生长不足。这种影响在较小早产儿中更加明显，体重 ≤ 1000g 的婴儿在矫正胎龄 36 周时，体重几乎 100% 的在低于第 10 百分位以下。尽管住院期间营养支持有所进步，但大多数早产儿比足月儿小，并且由于早产儿身体储存营养物质的能力低和出院时骨骼矿化不足而有更高的营养需求。因此，在社区医院对早产儿的随访至关重要，以确保满足他们的营养需求和出院后的追赶生长。

最常用于评估营养状况的测量指标为体重、身长和头围。美国疾病预防控制中心（Centers for Disese Control and Prevention，CDC）建议使用 2006 年 WHO 发布的 < 24 个月婴幼儿生长曲线图，当早产儿达到矫正年龄足月（40 周）时可以使用此图表。在 2 岁前，所有的参数（体重、身长和头围）都应该按照矫正年龄进行评价。

推荐使用以下按照年龄划分的生长曲线图监测早产儿的生长情况：
- 从出生到出院，使用 Olsen 或修订后的 Fenton 生长曲线图。
- 从出院到矫正年龄 10 周使用 Fenton 生长曲线图。
- 矫正年龄从 10 周到 24 个月使用 WHO 生长曲线图。
- 24 个月后使用美国 CDC 生长曲线图。

> **编译者按**：中国目前主要使用的生长曲线图包括：
> - 矫正胎龄 40 周前使用 Fenton 生长曲线图。
> - 矫正胎龄 40 周后使用 WHO 儿童生长曲线图或中国九市 7 岁以下儿童生长曲线图。

监测早产儿生长的常用生长曲线图

WHO 适用于全球 < 24 个月婴幼儿的生长曲线图，2006：

美国 CDC 建议美国临床医生使用 2006 年 WHO 发布的适用于全球小于 24 个月婴幼儿生长曲线图。WHO 发布的儿童生长曲线是基于 WHO 多中心生长参照研究（multicentre growth reference study，MGRS）数据而来，该研究是 1997—2003 年期间进行的一项全球性研究。这些图表是描述健康儿童在最理想的环境和健康条件下如何生长的标准。在 WHO 的图表中，把健康的母乳喂养婴儿作为其他所有婴儿比较的标准；参照人群中的婴儿在出生后 12 个月内均进行了母乳喂养，并且至少在出生后 4 个月内是以母乳喂养为主。在使用 WHO 生长曲线图来筛查可能的生长异常或生长不良时，推荐使用第 2.3 和 97.7 百分位数，而不是用第 5 和 95 百分位数。临床医生应该意识到，使用 WHO 生长图时很少的美国儿童会被列为低体重，3 ~ 18 个月母乳喂养婴儿生长缓慢是正常的，体重增长速度比 WHO 生长图所示的体重增长更快则可能是超重的标志。应用矫正年龄，WHO 生长图可以监测出生胎龄小于 37 周的早产儿和极低出生体重儿的生长。WHO 生长曲线图下载网址：http：//www.who.int

美国 CDC 生长曲线图，2000：

美国 CDC 建议使用其 2000 年生长曲线图来监测 2 ~ 19 岁儿童的生长和营养状况。美国 CDC 测量的身长是站立身高，WHO 生长图中测量的是平躺的身长。特别需要注意的是美国 CDC 生长曲线图是基于生长参考数据制定的（在特定人群中某一时间点的生长状况），WHO 生长图是基于生长标准制定的（如果妇女做到产前保健的建议和接受理想的产前保健，其子代的生长情况）。美国 CDC 生长图制定的参考数据是基于美国的样本，其中 50% 的婴儿是母乳喂养，而且只有 33% 的婴儿 3 月龄前是母乳喂养。这些图表的数据不包括极低出生体重儿。

美国 CDC 生长曲线图下载网址：http：//www.cdc.gov/growth charts/clinical_charts. htm.

Fenton 生长曲线图，2013 年修订：

　　Fenton 生长曲线图在 2013 年进行了更新。新的图表对性别进行了区分，代表了来自 6 个发达国家的 400 万 1991—2006 年出生的早产儿最新数据。该表格数据从妊娠 22 周开始持续到妊娠 50 周（矫正年龄 10 周）。该生长曲线可以用于确定 36 周前的胎龄。在妊娠 36 ～ 50 周，百分位数线已经缓慢平滑地接近 WHO 制定的从矫正年龄第 10 周开始的生长图。表中有第 3、第 10、第 50、第 90、第 97 百分位数线。该图有 100g 增长点的图标而且也可以反映实际年龄而不是按整周胎龄。这个生长曲线图可能更适合从 NICU 出来的早产儿，因为 36 周后婴儿生长曲线变平滑，而且早产儿出院后需要大约 15 周的生长时间才能开始使用足月儿生长曲线图。Fenton 生长曲线图下载网址：http：//ucalgary.ca/fenton/2013chart

新的宫内生长曲线图，Irene Olsen University of Penn.，2010：

　　2010 年，Irene Olsen 创建了不同性别胎儿宫内生长曲线图。该生长曲线图描述了从妊娠 23 周到 41 周的生长曲线。这些曲线图基于 1998—2006 年美国大量不同种族人群数据。这些生长曲线为临床医生提供了新生儿重症监护病房生长评估的最新工具，并且可以更好地代表美国多样化的人群。图中有 100 g 增长点的图标和第 3、第 10、第 50、第 90、第 97 百分位曲线以方便进行监测。这些更新的生长曲线在美国各地的新生儿机构越来越得到认可。该曲线下载网址：http：// www.pediatrix.com/workfiles/NICUGrowthCurves7.30.pdf

　　编译者按：中国儿童生长标准与生长曲线，2005：

　　选择 2005 年第四次九市儿童体格发育调查中城区 7 岁以下儿童为参照人群，采用该人群横断面调查得到的体重、身长（身高）和头围测量值建立数据库。3 岁前采用卧式身长，3 岁后采用立式身高。早产儿矫正年龄 40 周后可以使用。中国标准略高于 WHO 标准（2006 年）。在多数年龄组体重、身长（身高）也略高于美国 CDC2000 标准，头围大多数年龄段略低于美国 CDC2000 标准。

　　监测早产儿生长的常用图表汇总，见表 2-1。

表2-1　监测早产儿生长的常用图表

生长图表	数据描述	优点	缺点
小于24个月婴幼儿生长曲线图(WHO)，2006	<ul><li>1997—2003年期间开展的横断面多中心参照研究，包括以下地点：巴西的佩洛塔斯，印度的阿克拉，加纳的奥斯陆，挪威的奥斯陆，阿曼的马斯喀特，加拿大的戴维斯</li><li>100%参照人群为母乳喂养12个月和母乳为主的喂养至少4个月</li><li>排除标准包括母亲吸烟，出生小于37周或大于42周，多胎，发病率高，社会经济地位低和母亲不愿意遵循喂养标准</li><li>生长曲线图有性别区分</li></ul>	<ul><li>是5岁前的全球标准</li><li>健康的母乳喂养婴儿是其他所有类型婴儿进行比较的标准</li></ul>	<ul><li>图中数据从矫正胎龄足月(40周)开始</li><li>建议在24个月时更换使用美国CDC生长图；当变换时可能会产生生长曲线(如2岁时)偏差</li><li>需要对测量和评估儿童生长的卫生保健人员进行培训；目前通过生长曲线图解释生长情况的工具正在开发中</li></ul>
美国CDC生长曲线图，2000	<ul><li>数据来自国家健康和营养调查(NHANES) I、III、IV</li><li>代表了美国种族和民族多样性</li><li>包括配方奶喂养和母乳喂养婴儿</li><li>不包括早产儿和极低出生体重儿(<1500g)的生长数据</li><li>生长曲线图有性别区分</li></ul>	<ul><li>包括小于24月龄婴幼儿身长的体重和大于24月龄儿童的BMI</li><li>包括出生到20岁龄的美国人数据</li></ul>	<ul><li>不包括VLBW婴儿，所使用的年龄是实足年龄而不是矫正年龄</li><li>如果有出现追赶生长则很难解释</li><li>表中数据从矫正胎龄足月开始，不包括胎龄小于40周婴儿的数据</li></ul>

生长图表	数据描述	优点	缺点
Fenton 胎儿胎期生长曲线图，2013 年修订	● 1997～2007 发表的相关研究的 Meta 分析 ● 数据来自 6 个发达国家：德国、意大利、美国、澳大利亚、苏格兰和加拿大 ● 样本量包括 400 万早产儿 ● 生长曲线图有性别区分，胎龄 22～50 周 ● 22～36 周和 50 周的数据一致性接近，36～50 周曲线平滑并与 WHO 生长曲线图坐标衔接	● 从胎龄 22 周开始 ● 该表可以用于确定 36 周前的胎龄 ● 百分位数曲线有第 3、第 10、第 50、第 90、第 97 百分位数 ● 有 100g 增长点的图标 ● 此表的设计旨在能够绘制婴儿测量时的数据图，而不是整周周数时的数据图。在 50 周时与 WHO 生长图一致；随访出院后早产儿时，绘制矫正年龄 36～50 周的百分位可更容易转换到 WHO 生长曲线图	数据来源不同，可能会影响评价结果的有效性

续表

生长图表	数据描述	优点	缺点
新宫内生长曲线图，Irene Olsen，2010	● 基于 1998—2006 年间美国当代大规模、多种族的数据集 ● 来自美国 330 个州 248 个新生儿重症监护室的 257 000 名早产儿 ● 生长曲线图有性别区分，适用于胎龄 23～42 周的婴儿	● 样本来自美国不同民族 ● 时间从胎龄 23 周开始 ● 百分位数曲线有第 3、第 10、第 50、第 90 和第 97 百分位数 ● 有 100g 增长点的图标 ● 可以减少 SGA 和 LGA 高危婴儿的错误分类	● 在胎龄 40 周时转变到 WHO 生长图表时可能不连续，对生长评估造成一定困难 ● 为明确识别高危儿，还需要更多研究以划定新的 SGA 和 LGA 切分点
中国儿童生长标准与生长曲线图*	● 数据来自 2005 年中国经济发展水平相对较好的九市 7 岁以下的健康儿童，其中 1 岁以内婴儿 67.6% 为母乳喂养，0～6 月婴儿母乳喂养率为 79.9% ● 排除标准：早产或低出生体重、双胎或多胎及患影响体格生长疾病或残疾的儿童 ● 生长曲线图有性别区分	● 样本来自中国 7 岁以下儿童数据 ● 每 10 年 1 次已经连续第 4 次制定 ● 包括 BMI 和胸围	● 不包括早产儿 ● 使用的是实足年龄而不是矫正年龄

资料来源：经允许改编自 Nutritional Care for High-Risk Newborns, 3rd Edition; Groh-Wargo, S., Thompson, M., Cox, J. (Editors) pp 571. (2000) . Precept Press, Chicago, IL.
MMWR Use of World Health Organization and CDC Growth Charts for Children Aged 0-59 months in the United States, September 10, 2010/Volume 59. Olsen, I. E., Groveman, S. A., Lawson, M. L., Clark, R. H., & Zemel, B. S. New intrauterine growth curves based on United States data. Pediatrics, 125 (2), e214-224, 2010.
* 编译者加。卫生部妇幼保健与社区卫生司，首都儿科研究所，九市儿童体格发育调查研究协作组. 中国儿童生长标准与生长曲线. 第二军医大学出版社，2009.4.

健康和疾病的发育起源

新生儿期理想的营养状况对于出院后的健康至关重要。同样重要的是密切监测生长过程，虽然已明确过度追赶生长可能对远期健康有负面影响，但尚不清楚理想的追赶生长速度是什么。对这些问题的关注源于对健康和疾病发育起源（developmental origins of health and disease，DOHaD）或"胎儿编程"领域的研究。这个研究将低出生体重与宫内损伤联系起来，婴儿出生后更易于患慢性病。FGR 的胎儿出生后快速的追赶生长也可能会增加慢性病发生的风险。胎儿的营养取决于多种因素，包括母亲孕前和孕期的营养，胎盘转运营养物质的能力等。研究表明，胎盘早期发育不良和胎儿早期生长缓慢与心血管疾病的易感性增加有关，包括高血压和成年期肥胖。孕晚期胎儿处于快速生长期，如果营养不足可能会影响中间代谢，从而导致成年后患糖尿病的危险增加。总之，孕期营养不良及低出生体重，与成年期高血压、肥胖、胰岛素抵抗及血脂异常高度相关。

值得注意的是，慢性病风险不仅限于胎儿期生长受限的早产儿，在任何体重的婴儿中都可发生。然而，当宫内生长受限的早产儿在出生后出现快速追赶生长时，这种危险更为复杂。需要进一步的研究来确定早产儿追赶生长到何种程度为"过度生长"。对于出院回到社区的早产儿，喂适宜营养密度的母乳和（或）早产儿出院后配方奶并且监测体重增长速度变得更加重要。对于足月小于胎龄儿或宫内生长受限的婴儿，目前研究表明，按需母乳喂养可为神经发育提供保护，从而降低 2～6 岁配方奶喂养儿童中高发的肥胖风险。

追赶生长的评估

研究显示早产儿发育过程中易受损伤，因此在确定早产儿追赶生长所需能量范围时，要更加慎重。建议密切监测婴儿生长速度和生化指标。以下为追赶生长所需能量及蛋白质需要量的计算方法：

1. 分性别在 WHO 生长曲线图（建议小于 2 岁时使用）或美国 CDC 生长曲线图（建议大于 2 岁时使用）上绘制儿童身长（身高）和体重的测量值。

2．身长（身高）年龄　按照孩子当前的身长（身高）确定按照生长曲线第 50 百分位数对应的年龄。

3．理想的身长（身高）的体重　使用步骤 2 的身长（身高）年龄，确定目前身长（身高）年龄在第 50 百分位时的预期体重，这是理想的身长（身高）的体重。

4．使用身长（身高）年龄，在每日参考摄入量表（详见表 2-2）中查到预期能量和蛋白质需要量。

5．将预期每 kg 体重能量和蛋白质需要量乘以理想体重。

6．将此值除以儿童实际体重（kg）。

$$\text{追赶生长能量需求量} = \frac{\text{身长（身高）年龄的能量需要量（kcal）} \times \text{理想的身长的体重（kg）}}{\text{实际体重（kg）}}$$

$$\text{追赶生长蛋白质需要量} = \frac{\text{身长（身高）年龄的蛋白质需要量（g）} \times \text{理想的身长的体重（kg）}}{\text{实际体重（kg）}}$$

例：一个 7 月龄大的女婴，身长 62 cm，体重 5.8 kg。在 WHO 生长曲线中，女婴目前的身长位于 4 月龄时的第 50 百分位数上，所以宝宝的身长年龄是 4 月龄。4 月龄的婴儿体重第 50 百分位数是 6.4 kg，这是该女婴身长年龄的理想体重。

该女婴追赶生长所需能量：

$$\frac{\text{身长年龄的能量需要量 [108 kcal/（kg·d）]} \times \text{理想的身长的体重（6.4 kg）}}{\text{实际体重（5.8 kg）}} = 119 \text{ kcal/（kg·d）}$$

该女婴追赶生长所需蛋白质：

$$\frac{\text{身长年龄的蛋白质需要量 [1.5 g/（kg·d）]} \times \text{理想的身长的体重（6.4 kg）}}{\text{实际体重（5.8 kg）}} = 1.7 \text{ g/（kg·d）}$$

表2-2　能量和蛋白质的参考摄入量（DRIs）

分类	年龄	能量（kcal/kg）	蛋白质（g/kg）	蛋白质（g/d）
婴儿期	0～6月	108	1.5	9.1*
婴儿期	7～12月	98	1.5	11.0
儿童期	1～3岁	102	1.1	13.0

* 为适宜摄入量（AI）。

> **编译者按：**《中国居民膳食营养素参考摄入量》（2013版）提出了婴幼儿能量、蛋白质的参考值。中国指南有性别区分，各月龄段参考值与本指南略有不同。中国指南的能量需要量（EER）标准低于本指南；蛋白质参考摄入量6月龄内相同，7月龄后高于本指南。详见表2-3。对于6月龄内的非母乳喂养儿，配方奶中蛋白质质量低于母乳，所以蛋白质需要量应适当增加。建议中国早产儿矫正年龄后参考中国参考摄入量进行计算。

表2-3　中国能量和蛋白质的参考摄入量（DRIs 2013）

年龄	能量需要量（EER）（kcal/d）		蛋白质推荐摄入量（RNI）（g/d）	
	男	女	男	女
0～6月	90 kcal/（kg·d）	90 kcal/（kg·d）	9（AI）或 1.5 g/（kg·d）	9（AI）或 1.5 g/（kg·d）
7～12月	80 kcal/（kg·d）	80 kcal/（kg·d）	20	20
1岁	900	800	25	25
2岁	1100	1000	25	25
3岁	1250	1200	30	30

资料来源：中国营养学会．中国居民膳食营养学参考摄入量（2013版）．北京：科学出版社，2014.

中国能量需要量参考值：

$$\frac{\text{身高的年龄的能量需要量}[90\,\text{kcal/（kg·d）}]\times\text{理想的身高的体重（6.4 kg）}}{\text{实际体重（5.8 kg）}} = 99\,\text{kcal/（kg·d）}$$

中国蛋白质推荐摄入量标准：

$$\frac{身高的年龄的蛋白质需要量\,[1.5\,g/(kg \cdot d)] \times 理想的身高的体重\,(6.4\,kg)}{实际体重\,(5.8\,kg)} = 1.7\,g/(kg \cdot d)$$

早产儿矫正年龄

在评估早产儿的生长、营养需求、喂养和发育里程碑时，应该使用矫正年龄直到 24 个月。对于出生胎龄 < 28 周的早产儿矫正年龄可使用到 36 月龄。生长曲线应该根据早产儿矫正年龄的数据进行绘制。

计算矫正年龄（也叫调整年龄）的方法很多。最常用的方法是从实足年龄中减去早产的周数（月数）。

矫正年龄 = 实际年龄 -（40 - 出生胎龄）

例：婴儿在 30 周时出生，现在 4 个月大

出生日期是 2011 年 1 月 1 日

预产期是 2011 年 3 月 12 日

今天是 2011 年 5 月 7 日

第 1 步：足月胎龄 - 出生胎龄

40 周 - 30 周 = 10 周（2.5 个月）早产

第 2 步：实际年龄 - 早产的周数（月数）

矫正年龄为 4 个月 - 2.5 个月 = 1.5 个月

编译者按： 出生胎龄 + 实际周龄不足 40 周时，称为矫正胎龄。

例：婴儿 28 周时出生（出生胎龄），现在 1 个月大

28 周 +4 周（1 个月）= 32 周 < 40 周

该婴儿目前的矫正胎龄为 32 周

生长速度

WHO 和美国 CDC 的生长曲线图都显示了健康婴儿从出生到 2 岁相似的生长速度数据。从足月出生到 3 个月婴儿体重增加的中位数是每周 170 ~ 227 g（170 ~ 227 g/w）。早产儿从出生到矫正 3 月龄，男孩体重增加略高于女孩约 10%。矫正月龄 3 ~ 6 月龄，男孩和女孩的生长速度降低至大约每周 113 g（113 g/w）。随着时间的推移，需要追赶生长的早产儿生长速度应该高于同年龄足月儿。

评估极低出生体重早产儿的生长指标时，使用同一张生长曲线图连续记录尤为重要。

> **编译者按：** 表 2-4 数据来自于美国 CDC 数据库（2006）（http://www.cdc.gov/nchs/about/major/nhanes/growthcharts/datafiles.htm.）。目前中国没有早产儿生长参考指标。在《中华儿科杂志》2016 年发表的《出院后早产 / 低出生体重儿喂养建议》（以下简称《喂养建议》）第 2 章中，参考了本指南表 2-4 的数据。

表2-4　早产儿生长指标参数

生长指标	出生 – 矫正 3 月龄	矫正 3 ~ 6 月龄
体重增加	170 ~ 227 g/w	113 g/w
身长增加	1.0 cm/w	0.5 cm/w
头围增加	0.5 cm/w	0.2 cm/w

注：按照 1 盎司约等于 28.35g 换算。

参考文献

Barker，DJ.，Osmond C. Low birth weight and hypertension. BMJ 29，134-135，1988.

Barker，DJ.，The developmental origins of adult disease. *J Am Cell Nutr*. 23，5885-5955，2004.

Dietary Reference Intakes. Institute of Medicine, National Academy of Sciences, 2005.

Fenton, T. & Kim, J. A systematic review and meta-analysis to revise the Fenton growth chart for preterm infants. BMC Pediatrics. 13: 59, 2013.

Griffen, I. J. & Cooke, R. J. Nutrition of preterm infants after hospital discharge. *J Pediatr Gastroenterol Nutr*, 45, S195-S203, 2007.

Groh-Wargo, S., Thompson, M., & Cox, J. H. ADA Pocket Guide to Neonatal Nutrition. Chicago, IL: American Dietetic Association, 2009.

Hemachandra, A., Howards, P., Furth, S., Klebanoff, M. Birth Weight, Postnatal Growth, and Risk for High Blood Pressure at 7 years of Age: Results From the Collaborative Perinatal Project. Pediatrics 119 (6) e1264-1270, 2007.

Loomis, T., Merritt, S., Khalak, R. Postdischarge Feedings for the Preterm Infant. ICAN: Infant, Child, & Adolescent Nutrition, 2 (2) 83-95, 2010.

MMWR Use of World Health Organization and CDC Growth Charts for Children Aged 0-59 months in the United States, Volume 59, September 10, 2010.

Nieman, L.Follow-Up Nutrition after Discharge from the Neonatal Intensive Care Unit, Pediatric Nutrition Practice Group Building Block for Life, 9 (1), 2-3, 2006.

Olsen, I. E., Groveman, S. A., Lawson, M. L., Clark, R. H., & Zemel, B. S. New intrauterine growth curves based on United States data. *Pediatrics*, 125 (2), e214-224, 2010.

Samour, P., King, K. *Handbook of Pediatric Nutrition*, Third Edition. Sudbury, MA: Jones and Bartlett Publishers, 2005.

Vickers, M., Sloboda, D. Strategies for Reversing the Effects of Metabolic Disorders Induced as a Consequence of Developmental Programming. *Frontiers in Physiology*. 242 (3), 2012.

卫生部妇幼保健与社区卫生司, 首都儿科研究所, 九市儿童体格发育调查研究协作组. 中国儿童生长标准与生长曲线. 上海: 第二军医大学出版社, 2009.

《中华儿科杂志》编辑委员会, 中华医学会儿科学分会儿童保健学组, 中华医学会儿科学分会新生儿学组. 早产、低出生体重儿出院后喂养建议. 中华儿科杂志, 2016, 54 (1): 6-12.

郝波, 周敏. 陪伴你长大—早产宝宝养育必读. 北京: 人民卫生出版社, 2016.

第 3 章

能量、营养素和生化指标推荐

很多因素都会导致早产儿营养不良，这些因素包括生长速度加快、新陈代谢增强、营养素储备不足、生理系统不成熟以及早产儿相关疾病等。如果早产儿生长状况良好，骨骼实验室检查指标正常，不需要额外的营养素强化。

此外，需要注意的是纯母乳喂养且体重增长良好的早产儿，在非强化母乳喂养情况下或许不能获得足够的钙和磷。所以，进行骨骼实验室检查和密切监测体重增长非常重要。

早产儿和足月儿营养素推荐

早产儿和足月儿能量和营养素推荐量及能量需要量（EER）公式见表 3-1、表 3-2。

表3-1　早产儿和足月儿能量和营养素推荐量

营养素	早产儿*	0～6月	7～12月
能量	110～130 kcal/kg	见下表 EER	见 EER 计算公式
蛋白质	3.5～4.5 g/(kg·d)	1.5 g/(kg·d) 或 9.1 g/d	1.5 g/(kg·d) 或 11 g/d
维生素 A	400～1100 μg/(kg·d)	400 μg/d 或 1330 IU/d（DRI）	500 μg/d 或 1665 IU/d（DRI）
维生素 D	400～1000 IU/d （来自牛奶和其他补充剂）	10 μg/d 或 400 IU/d	10 μg/d 或 400 IU/d
维生素 E	2.2～11 mg/(kg·d)	4 mg/d 或 6 IU/d	5 mg/d 或 7.5 IU/d

续表

营养素	早产儿*	0 ~ 6 月	7 ~ 12 月
钙	120 ~ 200 mg/（kg·d）	200 mg/d	260 mg/d
磷	60 ~ 140 mg/（kg·d）	100 mg/d	275 mg/d
铁	2 ~ 3 mg/（kg·d）	0.27 mg/d	11 mg/d
锌	1.4 ~ 2.5 mg/（kg·d）	2 mg/d	3 mg/d

* 大多数情况下，社区中早产儿使用推荐范围中的下限。在矫正胎龄达到足月（40 周）和（或）在适宜的生长曲线图中达到体重追赶生长目标前，此下限应该是营养摄入的目标。足月前（即小于矫正胎龄 40 周）健康的早产儿，克服了早产的其他问题（如缺铁），并且已经过渡到母乳喂养和（或）普通婴儿配方奶喂养，应该根据矫正年龄逐渐转换到足月儿营养素推荐摄入量。

表3-2　能量需要量（EER）公式**

婴儿年龄	EER
0 ~ 3 月龄	[89× 体重(kg)] – 100 + 175
4 ~ 6 月龄	[89× 体重(kg)] – 100 + 56
7 ~ 12 月龄	[89× 体重(kg)] – 100 + 22

**EER 公式在 2002 公布，这是正常健康婴儿（也包括儿童和成人）能量需求的计算公式。这些公式的公布是为了替代自 1989 年开始使用的每日膳食营养素供给量（RDA）。现已证明用 EER 公式计算的能量比 RDA 推荐的能量更准确。关于使用 EER 替代 RDA 的更详细解释，参见：http：//www.nap.edu/books/0309085373/html/index.html。

维生素和矿物质的补充

刚从 NICU 出院的早产儿应继续补充含或不含铁的标准婴儿复合维生素，一旦婴儿每日奶量能达到 750 ~ 1000ml，就可以只补充铁和维生素 D（表 3-3）。

定义（美国各种营养素补充剂）

婴儿标准复合维生素：含维生素 A、D、C、B_1、B_2、B_3 和 B_6 的液体补充剂，也可含有维生素 B_{12}，有含铁或不含铁两种。

婴儿 3 种维生素补充剂：含维生素 A、D 和 C 的液体补充剂，有含铁或不含铁两种。

维生素 D 补充剂：只含维生素 D 的液体补充剂。通常维生素 D_3（胆钙化醇）用于常规补充。注意液体维生素 D 有多种浓度的制剂。

铁补充剂：只含铁的液体补充剂。注意在美国液体铁补充剂有 15 mg/ml 和 25 mg/ml 两种浓度。

铁

早产儿铁储备量比足月儿低。到出生后实际 1 月龄，早产儿从铁强化婴儿配方奶粉和（或）补充剂中摄入铁至少为 2 mg/（kg·d）（最多 40 mg/d），该剂量应该持续到矫正年龄 1 岁。每天进食 150 ml/kg 配方奶的婴儿从食物中能获得 2 mg/（kg·d）的铁。然而，也有一些只喂配方奶的婴儿除了配方奶以外仍需要额外补充铁剂。美国儿科学会营养委员会 2010 年指出，大约 14% 的配方奶喂养婴儿在 4～8 月龄间发生铁缺乏。

维生素 D

美国儿科学会（American Academy Pediatric，AAP）建议，完全或部分母乳喂养的婴儿至少应在生命第一年每天补充 400 IU 维生素 D。非母乳喂养婴儿也应该补充维生素 D，直到每天摄入 1000ml 强化维生素 D 的婴儿配方奶时为止。对于早产儿，400 IU 的维生素 D 可以从以下制剂中获得：每日 1 ml 含或不含铁的标准婴儿复合维生素制剂；每日 1 ml 含或不含铁的 3 种维生素补充剂；或使用维生素 D 补充剂的同时再单独补充铁剂。

表3-3　早产儿维生素和矿物质补充

婴儿主要喂养方式	补充建议	停止补充时间
母乳喂养 （强化或未强化）	每日 1 ml 含铁婴儿复合维生素或 每日 1 ml 不含铁婴儿复合维生素 + 单独铁剂补充	直到矫正年龄 12 个月
铁强化配方奶 喂养	每日 0.5 ml 不含铁婴儿复合维生素	当每日摄入量达到 1000 ml 时停止

出院后早产儿重要的生化指标参数

贫血

由于婴儿体内 60% 的铁储备是在孕晚期完成的，所以早产儿是铁缺乏和贫血的高危人群。出生胎龄越早，婴儿缺铁性贫血的危险越高。

常规做法是在 NICU 开始补铁，根据婴儿出生体重和胎龄补充剂量为 2 ~ 5 mg/（kg·d）。通常，出院时建议继续补充铁剂 2mg/（kg·d），母乳喂养儿可以服用含铁的复合维生素补充剂或铁补充剂，也可以从铁强化的配方奶中获得。美国儿科学会推荐不晚于 1 个月开始补铁直到 12 月龄。

对于有铁缺乏或贫血的婴儿，建议从 NICU 出来后进行血红蛋白和（或）红细胞比容的监测。以上生化指标的实验室检查正常范围见表 3-4。

早产儿代谢性骨病

早产儿代谢性骨病呈现骨密度降低，在早产儿和极低出生体重儿中更常见。早产儿代谢性骨病，如同佝偻病，可能会引起骨折或对骨骼长期发育与体格生长产生负面影响。

胎儿发育期间，钙和磷从母体转移到胎儿，并在孕晚期 32 ~ 36 周时吸收速率达到峰值。婴儿出生胎龄越小，出生后对钙和磷的需求量越多。对于极低出生体重儿来说，对钙和磷的额外补充可从 NICU 持续到出院后。

早产儿代谢性骨病的高危因素：

- 出生胎龄小于 27 周。
- 出生体重小于 1000 g。
- 严重慢性肺疾病/支气管肺发育不良需要利尿剂和限制液体。
- NICU 中长期（大于 4 周）完全肠道外喂养（TPN）。
- 产后应用类固醇激素（可能影响矿物质吸收）。
- 有坏死性小肠结肠炎（NEC）病史。
- 使用未强化的母乳喂养或标准婴儿配方奶粉喂养，包括大豆配方喂养。

评价骨骼发育最简单的方法是监测血清钙、磷和碱性磷酸酶（alkaline phosphatase，ALP）水平。早产儿代谢性骨病的典型表现为钙和磷水平降低和血清碱性磷酸酶升高。在没有其他疾病的状况下，碱性磷酸酶水平是骨细胞活性的间接指标。ALP 显著升高与骨折和生长迟缓有关。这些指标应在出院前进行检查并且应该在矫正年龄 3 月龄时复查。

在社区中需要对钙、磷和 ALP 进行再次评估的情况：

- 所有出院后 1 个月并有以下指征的婴儿：
  - 出生体重小于 1500 g。
  - 有前述高危因素。
  - 出院前骨骼实验室生化指标超出正常范围。
- 矫正年龄小于 3 月龄的早产儿，喂养方式转换为母乳喂养或普通婴儿配方奶喂养。
- 早产儿摄入奶量在下限且体重增长缓慢。

表3-4　实验室生化指标参考表

生化标志物	参考范围 *	解释
碱性磷酸酶（ALP）	150 ～ 420 U/L	• 骨骼形成的标志物 • 骨骼生长期间水平可能会升高 • 早产儿大于 600U/L 可能预示着早产儿代谢性骨病的风险，如果同时有低磷或低钙出现，需要进一步评估
钙（Ca）	9.0 ～ 11.0 mg/dl	• 参与骨骼发育的细胞外阳离子 • 水平升高是骨形成的标志 • 低于或高于正常参考范围预示着需要进一步评估
磷（P）	4.5 ～ 9 mg/dl （＜ 40 周胎龄） 4.5 ～ 6.7 mg/dl （＞ 40 周胎龄）	• 参与骨骼形成的细胞阴离子 • 水平升高表示发生骨骼疾病、肾脏疾病或过量磷摄入 • 水平低表示磷摄入不足 • 低于或高于正常参考范围预示着需要进一步评估

生化标志物	参考范围*	解释
25-羟基维生素 D	30 ～ 100 ng/ml	● < 30 ng/ml 提示不足 ● < 20 ng/ml 提示缺乏 ● < 5 ng/ml 提示严重缺乏 ● *由于来源不同参考范围可能不同
血红蛋白（Hb）	10.5 ～ 13.5 g/dl	● 比参考范围低提示铁缺乏
红细胞比容（Hct）	33% ～ 39%	● 比参考范围低提示铁缺乏

*这些实验室指标的正常范围会由于不同实验室的参考值范围不同而略有变化。

编译者按：2017 年中国《早产儿保健工作规范》根据国内外近期指南、文献及专家共识，提出了早产儿营养素补充的建议，包括出生后 2 ～ 4 周开始补充铁元素 2 mg/（kg·d），出院后需继续补充铁剂，酌情补充至矫正 12 月龄，使用母乳强化剂、强化铁的配方奶及其他富含铁的食物时，应酌情减少铁剂的补充剂量；继续补充维生素 D 800 ～ 1000 IU/d，3 个月后改为 400 IU/d，直至 2 岁；酌情补充维生素 A、钙和磷等营养素。

根据中国目前的规范及相关建议，除常规给早产儿补充铁及维生素 D 外，其他营养素的补充需根据早产儿个体情况决定。中国 2016 年发表的《喂养建议》中，推荐使用 2010 年欧洲儿科胃肠病学、肝病学和营养协会（the European Society for Paediatric Gastroenterology Hepatology and Nutrition，ESPGHAN）推荐的早产儿出院后维生素 A 摄入量，即 1332 IU/（kg·d），与本指南矫正年龄 0 ～ 6 月龄的建议摄入量基本相同（表 3-1）。

本指南与中国居民膳食营养素参考摄入量（表 3-5）推荐的足月儿营养素和能量建议相比，除维生素 D，0 ～ 6 月龄蛋白质、钙、磷、铁推荐摄入量或适宜摄入量相同外，其余均存在一定差异。

目前我国为早产儿常规推荐的营养素补充剂有单纯铁补充剂，维生素 A、D 制剂，多种维生素补充剂等。

编译者按：

表3-5   中国居民膳食营养素参考摄入量（RNI/AI）

营养素	0 ~ 6月	7 ~ 12月
能量 [kcal/（kg·d）]	90（EER）	80（EER）
蛋白质	1.5 g/kg·d 或 9g/d（AI）	20 g/d
维生素 A（μgRAE/d）	300（AI）	350（AI）
维生素 D（IU/d）	400（AI）	400（AI）
维生素 E（mgα-TE/d）	3	4
钙（mg/d）	200（AI）	250（AI）
磷（mg/d）	100（AI）	180（AI）
铁（mg/d）	0.3（AI）	10
锌（mg/d）	2.0	3.5

* 本资料来源为中国营养学会编制的《中国居民膳食营养学参考摄入量》
（2013 版）.北京：科学出版社，2014.
RNI（recommended nutrient intakes）推荐摄入量；
AL（adequate intakes）适宜摄入量。

案例学习：母乳喂养早产儿三盐基的使用

　　一些只喂母乳或强化母乳喂养的小早产儿，尽管体重增长和生长良好但有骨骼实验室指标异常，有发展为骨质减少的风险。虽然美国大多数药店可以获得钙或磷的单独液态补充剂（如碳酸钙、葡乳醛酸钙、水合磷酸钠、水合磷酸钾），为了方便起见，三盐基（Tribasic）可能是早产儿这一群体的有效补充剂。三盐基是适合早产儿的钙磷补充剂，有助于改善骨矿物质状态。最能通过补充三盐基获得益处的是纯母乳喂养充足（体重增长好）或只用奶瓶进行强化母乳喂养，但很快就可以转换为纯母乳喂养的早产儿。对于这些骨骼实验室指标不正常的婴儿，在促进母乳喂养的同时使用三盐基，可能是一种较好的选择。

　　虽然关于如何使用和什么时候使用三盐基没有具体的指南，但可以列出如下使用共识。

概述

- 三盐基是一种钙、磷酸盐粉末状补充剂，可用于门诊。
- 每 250 g（1/8 茶匙）三盐基含 100 mg 钙和 50 mg 磷。
- 标准三盐基剂量是每次 1/8 茶匙，每天两次（BID），但是在 ALP 升高时可每天 3 次（TID）。
- 婴儿服用三盐基期间应该每 4 ~ 6 周进行骨骼实验室检测。
- 通常婴儿需要服用三盐基 2 ~ 3 个月。

确定剂量

ALP 正常值为 < 600 U/L。如果大于 600 U/L，应咨询儿科注册营养师并参考以下建议：

- 如果 ALP 为 600 ~ 700 U/L，建议增加钙和磷的方法为：
  - 增加奶量，
  - 增加营养强化。
- 如果 ALP 为 700 ~ 800 U/L，建议改进方法以增加钙和磷：
  - 与上面方式相同，或者
  - 建议开始使用三盐基。
    - 如果婴儿为纯母乳喂养，从每次 1/8 茶匙，每天两次开始。4 周后进行实验室检查。
    - 如果婴儿用强化母乳喂养或部分母乳喂养，在开始使用三盐基前必须计算钙和磷的水平，不要超量：
      - 钙摄入目标：120 ~ 200 mg/（kg·d）
      - 磷摄入目标：60 ~ 140 mg/（kg·d）
      - 目标比例：1.8 ~ 2∶1
- 如果 ALP 为 800 ~ 1000 U/L，
  - 建议以上全部方法，和（或）
  - 建议检查：25- 羟基维生素 D 水平。
- 如果 ALP > 1000 U/L，除营养干预外还建议：
  - 检查分级 ALP 水平，
  - 进行内分泌咨询。

保险 / 花费

- 多数保险公司不会支付三盐基的费用，需要自付。
- 三盐基的费用大概为 25 ~ 30 美元，可以提供至少 3 个月的用量。

建议

- 购买的三盐基不带称量工具，所以家里需要购买称量茶匙。请记住，剂量通常从 1/8 茶匙开始，但很难找到 1/8 称量茶匙。
- 应该把 1/8 茶匙三盐基粉末和约 5 ml 的母乳混合，使用注射器或婴儿勺喂进去。

　　编译者按：欧洲儿科胃肠病学、肝病学和营养学会（ESPGHAN）推荐住院期间钙摄入量为 120 ~ 140 mg/（kg·d），磷为 69 ~ 90 mg/（kg·d）。上述推荐摄入量低于本指南的推荐量。2016 年在《中华儿科杂志》发表的《喂养建议》参考 WHO 指南，提出早产儿出院后钙推荐摄入量为 70 ~ 120 mg/（kg·d），磷为 35 ~ 75 mg/（kg·d），其中包括配方奶、母乳强化剂及食物中的含量。

　　目前中国单纯补充钙的制剂种类较多，但同时补充钙和磷的制剂较少，如复合钙颗粒剂 II 号，每袋含有钙 92 mg、磷 46 mg。复合钙颗粒剂 III 号，每袋含有钙 92 mg、磷 46 mg，以及维生素 D200 U。预防剂量均为每天 1 ~ 2 袋，治疗剂量为每天 2 ~ 3 次，每次 2 ~ 4 袋。

案例学习 #1

　　凯尔是一个出生胎龄 27 周的早产儿。他在 NICU 住了 3 个半月，并且有慢性肺疾病、动脉导管未闭、胃食管反流和胆汁淤积等并发症。在 NICU 期间，喂挤出的母乳，出院后完全是配方奶喂养。

　　出院时，凯尔的 ALP 水平偏高为 515 U/L。在对其钙和磷的需求进行计算后，决定继续按照当前使用出院后配方奶喂养，因为这能提供其全部的营养需要。

出院 6 周后进行了实验室检查，发现 ALP、磷和钙水平均在正常范围内。他一直保持生长良好，并且在矫正年龄 1 岁前一直使用出院后配方奶喂养。相关数据见表 3-6。

表3-6　案例学习1

日期 (月/日)	矫正年龄	体重	ALP U/L	磷 mg/dl	钙 mg/dl	喂养方式和建议
9/11	出生胎龄 27 周	1020 g				NICU：TPN × 4 周 HMF+EMM × 8 周 EnfaCare × 1 周
11/28	出生胎龄 39 周	2640 g	515	5.3	9.2	出院：EnfaCare 80 kcal/100 ml
12/8	出生胎龄 40 周	2950 g				EnfaCare 80 kcal/100 ml
1/12	矫正年龄 5 周	4420 g	321	6.1	10.1	EnfaCare 73 kcal/100 ml

编译者注：EnfaCare 是美赞臣公司生产的早产儿配方奶。
HMF 指母乳强化剂；EMM 指挤出的母乳。
按照 1 盎司约等于 30 ml 计算，100 ml 约等于 3.33 盎司。

案例学习 #2

杰西卡是一个出生胎龄 31 周的早产儿。她在 NICU 住院期间没有严重的并发症。在 36 周胎龄时出院。她的母亲母乳充足而且在她 NICU 住院期间一直吸出母乳送到病房。

在开始直接哺乳后，杰西卡的母亲每次喂奶后继续吸奶以保持母乳量。在矫正年龄 4 周时，杰西卡母亲晚上喂奶后不再吸奶了，但是在白天喂奶后会继续吸奶以促进母乳分泌。矫正年龄 6 周时，母亲完全停止了吸奶并且母乳喂养成功。

虽然杰西卡能够增重且生长良好，但她的 ALP 水平升高到了 669U/L。在继续进行纯母乳喂养的同时开始使用三盐基，每次 1/8 茶匙，每天两次。6 周后，重新检查指标已经正常，因此停止使用三盐基。继续母乳喂养到杰西卡 1 岁后。相关数据见表 3-7。

表3-7　案例学习2

日期 （月/日）	调整年龄	体重	ALP U/L	磷 mg/dl	钙 mg/dl	喂养方式和建议
12/10	出生胎龄 31 周	1620 g				NICU：HMF + EMM × 5 周
12/18	出生胎龄 32 周		412	6.4	10.6	HMF + EMM
1/18	出生胎龄 36 周	2600 g				出院：EMM + Neosure 80 kcal/100 ml
2/2	出生胎龄 38 周	3180 g	498	6.0	9.3	晚上：EBF 白天：EMM + 80 kcal/100 ml
3/29	矫正年龄 6 周	4650 g	669	5.4	10	EBF + 1/8 茶匙三盐基 每天两次
5/5	矫正年龄 12 周	5950 g	403	5.6	10.2	停止三盐基和继续 EBF
6/15	矫正年龄 18 周	6350 g	372	5.8	10.6	EBF

编译者注：EBF 指纯母乳喂养；Neosure 是雅培公司生产的早产儿出院后配方奶。

案例学习 #3

波拉是一个出生胎龄 31 周、有胎儿生长受限的早产儿。她在 NICU 住院期间没有严重的并发症。波拉在 NICU 期间喂养母亲吸出的母乳，且母乳量充足。母亲表示波拉出院后对孩子进行纯母乳喂养。在 NICU 期间，波拉的 ALP 水平稍微升高到了 482 U/L，但是在用早产儿配方奶（EnfaCare）强化喂养方式下，ALP 有下降的趋势。

波拉出院后，她母亲停止了吸奶喂养并开始直接母乳喂养，此外每天还喂给 60 ml 能量密度为 73 kcal/100 ml 的早产儿配方奶（EnfaCare）。每次喂完母乳后母亲不再吸奶，而且在喂完一瓶早产儿配方奶（EnfaCare）后也不再吸奶，这很大程度上减少了母乳量。

虽然波拉体重增长且生长良好，但实验室检查发现波拉的 ALP 水平升高到了 927 U/L。此时建议母亲继续按需进行母乳喂养和根据需要补充 30 ~ 60 ml 的配方奶，同时建议每次喂完母乳后吸出剩余的母乳，直到母乳量增加。

三盐基剂量从每次 1/8 茶匙开始，每天两次，6 周后对实验室指标进行复查。伴随着三盐基的额外补充，波拉的 ALP 开始逐渐有下降趋势，而且在喂养后吸奶的情况下母乳也有所增加。虽然波拉的母亲不能完全恢复纯母乳喂养，但依然能在补充少量配方奶的情况下继续进行母乳喂养，直到波拉 6 个月大。相关数据见表 3-8。

表3-8　案例学习3

日期 （月/日）	调整年龄	体重	ALP U/L	磷 mg/dl	钙 mg/dl	喂养方式和建议
5/8	出生胎龄 31 周	1160 g	502	5.8	9.6	NICU：TPN × 11 天， HMF + EMM × 29 天
6/20	矫正胎龄 37 周	2270 g	482	5.9	9.3	出院：EMM+EnfaCare， 80 kcal/100 ml
7/5	矫正胎龄 39 周	2600 g				母乳 + 420 ml EnfaCare， 每天一次
7/19	矫正年龄 1 周	3150 g	927	5.4	10.4	母乳 + 120~180 ml 配方奶 开始添加三盐基，1/8 茶匙， 每天两次
8/24	矫正年龄 5 周	4080 g	505			母乳 + 180 ml 配方奶 + 三盐基，1/8 茶匙，每天 一次
10/19	矫正年龄 13 周	5670 g	392			母乳 +240 ml 配方奶 停止使用三盐基

编译者注：TPN 指完全肠外喂养；EnfaCare 指早产儿配方奶。

液体需求

以下情况的极低出生体重儿可能需要限制液体入量：

- 慢性肺疾病/支气管肺发育不良。
- 心脏并发症需使用利尿剂。
- 肾疾病。

以下情况需要增加液体入量：

- 发热。

- 腹泻。
- 呕吐。
- 长期炎热天气。

与普通婴儿一样，养护人应该注意早产儿的尿液颜色是否为淡黄色，婴儿每天应至少尿湿 6 ～ 8 片尿布。但是，由于早产儿脱水风险高于普通婴儿，应考虑测定液体实际摄入量。基于体重和年龄的液体需要量见表 3-9、表 3-10。

表3-9　基于体重的每日液体需要量

体重	液体需要量
1 ～ 10 kg	100 ml/kg
11 ～ 20 kg	1000 ml + 50 ml/kg（大于 10 kg 部分）
>20 kg	1500 ml + 20 ml/kg（大于 20 kg 部分）

例：体重 6 kg 的婴儿每天需要 600 ml 液体。这一般来自母乳或婴儿配方奶（不需要常规补水）。

表3-10　每日液体参考摄入量

年龄	液体需要量
0 ～ 6 月	700 ml/d
7 ～ 12 月	800 ml/d

编译者按：《中国居民膳食参考摄入量（2013 版）》提出，0 ～ 6 月龄婴儿的水适宜摄入量（AI）为 0.7 L/d，全部来自母乳；7 ～ 12 月龄的总水适宜摄入量为 0.9 L/d，其中大部分来自母乳，少部分由添加辅食和饮水提供。6 月龄内的参考摄入量同本指南，7 ～ 12 月龄的参考摄入量略高于本指南。

参考文献

Abrams，A.A. and the Committee on Nutrition. AAP Clinical report：Calcium and Vitamin D Requirements of Enterally Fed Preterm Infants. *Pediatrics*，131（5），e1676-1683，2013.

Abrams，A.A. Management of Neonatal Bone Health. August 2016. Retrieved from http：//www.uptodate.com/contents/management-of-neonatal-bone-health#H12，on September 25，2016

American Dietetic Association Pediatric Nutrition Care Manual，retrieved from www.eatright.org，October 22，2010.

Baker R. D.，et al. AAP Clinical report- Diagnosis and prevention of iron deficiency and iron-deficiency anemia in infants and young children（0-3 years of age）. *Pediatrics*. 126（5），1-11，2010.

Custer，J. W.，& Rau，R. E.（Eds）. *The Harriet Lane Handbook* 18th *edition*. Philadelphia，PA：Elsevier Mosby. 2009.

Dietary Reference Intakes. Institute of Medicine. National Academy of Sciences. 2002.

Gaining and Growing：Assuring Nutritional Care of Preterm Infants. 2007. retrieved from www.depts.washington.edu/growing，October 22，2010.

Groh-Wargo，S.，& Sapsford，A. Enteral nutrition support of the preterm infant in the neonatal intensive care unit. *Nutr Clin Pract*. 24，363-376，2009.

Groh-Wargo，S.，Thompson，M.，& Cox，J. H. *ADA Pocket Guide to Neonatal Nutrition. Chicago*，IL：American Dietetic Association，2009.

Groh-Wargo，S.，Thompson，M.，Cox，J.（Eds.）*Nutritional Care for High-Risk Newborns*，3rd Edition. Chicago，IL：Precept Press，Inc. 2000.

Kerner，J.A. Jr. Parental Nutrition. In Kerner，J.A. Jr.（Ed.）. *Pediatric Gastroinestinal Disease Pathophysiology; Diagnosis; Management*（2nd Ed.）. St. Louis，MO：Mosby-Year Book. 1996.

Klein，C.J. Nutrient Requirements for preterm infant formulas. *J Nutr. Jun*;132（6 Suppl 1），1395S-577S，2002.

Kleinman，R.E.（Ed）. *Pediatric Nutrition Handbook*，6th Edition. Elk Grove，Village，IL：American Academy of Pediatrics. 2009.

Koletzko，B.，Poindexter，B.，Uauy，R.（eds.）：Nutritional Care for Preterm

Infants: Scientific Basic and Practical Guidelines. *World Rev Nutr Diet. Basel,
Karger*, 110, 60-247, 2014.

Misra, M., Pacaud, D., Petryk, A., et al. Vitamin D deficiency in children and
its management: Review of current knowledge and recommendations. *Pediatrics*.
122, 398-417, 2008.

National Academies Press, Food and Nutrition Board. Dietary Reference Intakes for
Energy, Carbohydrate, Fiber, Fat, Fatty Acids, Cholesterol, Protein, and
Amino Acids (Macronutrients). 2005. Retrieved from http://www.nap.edu/
openbook.php?isbn=0309085373, January 25, 2012.

Nevin-Folino, N. L. (Ed.). *Pediatric Manual of Clinical Dietetics*, *2nd Edition*.
Chicago, IL: American Dietetic Association. 2008.

Samour, P., King, K. *Handbook of Pediatric Nutrition*, Third Edition. Sudbury,
MA: Jones and Bartlett Publishers.2005.

Schanler, R. Post-Discharge Nutrition for the Preterm Infant. *Acta Paediatrica*, 94
(suppl. 449), 68-73. 2005.

Tsang, R., Uauy, R., Koletzko, B., & Zlotkin, S. *Nutrition of the Preterm
Infant* 2nd ed.. Cincinnati, OH: Digital Educational Publishing, Inc. 2005.

Wagner, C. L., Greer, F. R., & The Section on Breastfeeding and Committee on
Nutrition. Prevention of rickets and vitamin D deficiency in infants, children,
and adolescents. *Pediatrics*. 122, 1142-1152. 2008.

Zernan, J. Intrauterine Growth Retardation (IUGR) and Small for Gestational Age
(SGA) Infants: Implications for Growth, Outcome, and Nutrition Management.
Nutrition Focus, 19 (4), 2004.

Koletzko, B., Poindexter, B., Uauy, R. (eds.): ——科学基础与实践指南, 60-
247, 2014.

《中华儿科杂志》编辑委员会, 中华医学会儿科学分会儿童保健学组, 中华医学
会儿科学分会新生儿学组. 早产、低出生体重儿出院后喂养建议. 中华儿科
杂志, 2016, 54 (1): 6-12.

中国营养学会. 中国居民膳食营养素参考摄入量 (2013 版). 北京: 科学出版社,
2014.

邹方彦, 贲晓明. 早产儿临床营养支持策略 [J]. 中华实用儿科杂志, 2015, 30 (2)
81-84.

第 4 章
母乳喂养注意事项

美国儿科学会推荐对于早产儿或其他高危儿直接哺乳和（或）用妈妈挤出的母乳喂养。

"早产儿母亲的母乳是肠内喂养的最佳选择……除营养价值外，母乳还能提供有利于婴儿健康和生长发育的免疫与抗菌成分、多种激素和酶。"

——美国儿科学会，2014

编译者按："WHO 中低收入国家低出生体重儿喂养指南"中提出：低出生体重儿应纯母乳喂养到 6 月龄。中国 2016 年发表的《喂养建议》中也推荐，早产儿首选母乳喂养，出院后母乳仍为早产儿的首选喂养方式，并至少应持续母乳喂养至 6 月龄以上。

在早产儿矫正年龄 0～8 周时，母乳喂养通常会取得明显成效。母乳喂养能力受多种因素影响，包括乳汁分泌量、出生体重、出生胎龄、NICU 住院期间的并发症和婴儿的成熟度等。应为每一位母亲提供支持，使其意识到自己能够母乳喂养或用吸出的母乳喂养婴儿是很重要的。对于早产儿的母亲来说，只要能提供任何形式的母乳就应认为是成功的，有时"纯"母乳喂养可能需要针对特殊情况重新定义。

多数情况下，出生体重 < 2000 g 的婴儿比 ≥ 2000 g 的婴儿需要额外添加营养素的时间更长些。一般来说，婴儿出生胎龄越小，营养需求就越高，营养强化的时间也越长。针对母乳喂养的早产儿，在确定出院后营养指南之前，还需要做更多的研究。

使用强化母乳喂养应因人而异，并且所有婴儿都需要进行个体化评估。需要注意的是，对于体重增长良好的纯母乳喂养婴儿，他们或许在未强化的母乳中不能获取足够的钙和磷，因此需对其进行骨骼实验室检查并且密切监测体重增长情况（见第 3 章）。母乳喂养的进程见表 4-1。

母乳对早产儿的益处
- 乳清蛋白为主。
- 营养素吸收好，特别是脂肪、锌和铁。
- 肾负荷较低。
- Ω-3 脂肪酸（DHA 和 EPA）含量较高。
- 有抗感染因子。
- 预防坏死性小肠结肠炎和迟发型败血症。
- 促进母婴依恋。

母乳喂养的障碍
- 建立和维持乳汁分泌。
- 从奶瓶过渡到母乳喂养。
- 强化母乳。
- 家庭的社会心理问题。

早产儿强化母乳的益处
- 促进体重增长。
- 增加身长生长。
- 使血清钙、磷和碱性磷酸酶正常。
- 改善蛋白质状况。
- 促进骨骼矿化。

非强化母乳喂养早产儿的营养问题
- 生长速度慢。
- 骨矿化降低和增加代谢性骨病的风险。
- 营养缺乏（可能包括蛋白质、钙、磷、镁、钠、铜、锌及维生素 B_2、B_6、C、D、E、K 和叶酸）。

早产儿强化母乳喂养指南

- 出生胎龄＜ 34 周的婴儿。
- 出生体重＜ 2000 g 的婴儿。
- 全肠外营养（TPN）＞ 4 周的婴儿。
- 从新生儿重症监护病房（NICU）出院后有高风险营养问题的婴儿（表 1-1）。

> **编译者按：** 中国 2016 年发布的《喂养建议》中推荐，对于出生胎龄＜ 34 周、出生体重＜ 2000 g 的早产儿，出院后采用母乳强化剂加入母乳可增加母乳中蛋白质、能量、矿物质和维生素含量，确保其营养需求。

强化母乳

母乳强化剂是多种营养素补充剂的一种形式，如同婴儿配方奶粉。单营养素补充剂（如蛋白质粉）不能满足早产儿的需要，也不推荐使用。有市售的母乳强化剂。如果明确需要补充营养素，可以把粉状的母乳强化剂添加到瓶装的母乳中或在母乳喂养后添加早产儿配方奶。

强化母乳方法的选择

当家庭成员意见一致时，推荐直接母乳喂养或者用挤出的母乳喂养都是可以的。母乳是否需要额外强化取决于婴儿的营养状况和血生化指标。

如果婴儿吸吮母乳的能力有限：

- 当婴儿不能直接吸吮母乳时，用奶瓶喂养挤出并强化的母乳
- 随着直接吸吮母乳的增多，减少用奶瓶喂养强化母乳。

如果婴儿母乳喂养好且母乳分泌充足：

- 尽量减少将母乳挤出强化喂养（见"减少母乳强化的选择"）

由于奶瓶喂养母乳量有限，为使营养素含量最大化可增加挤出母乳的强化浓度。用奶瓶喂养挤出的母乳可以强化至 80、90 或 100 kcal /100 ml。

表4-1　早产儿母乳喂养进程

本表适用于纯母乳喂养的早产儿 *

如果医生建议使用母乳强化剂（粉剂或液体），应加入到奶瓶或管饲的母乳中

←——————— 通常从医院开始 ———————→
——————————————————————————————←

不同阶段	阶段 1	阶段 2	阶段 3
	通常需要奶瓶或管饲母乳喂养	每天有一顿不用奶瓶或管饲的直接母乳喂养	每天有两顿不用奶瓶的母乳喂养
每日喂养计划	直接哺乳：先吸吮乳房 1 ～ 4 次/天 管饲/奶瓶**： 8 次/天 吸奶器：8 ～ 10 次/天	直接哺乳：先吸吮乳房 2 ～ 4 次/天 管饲/奶瓶**：7 次/天 吸奶器：7 ～ 8 次/天	直接哺乳：先吸吮乳房 3 ～ 5 次/天 奶瓶**：6 次/天 吸奶器：6 ～ 8 次/天 每天有一次持续 5 ～ 6 h 不用吸奶
尝试本阶段的标准 婴儿在进入该阶段前需要满足列出的所有标准 根据需要继续检查妈妈的母乳分泌和吸乳情况	● 根据婴儿的喂养信号 ------------------------- ● 早产儿通常在矫正胎龄 32 周时准备好营养性喂养	● 吸吮乳头或奶嘴喂奶 ≥ 全天摄入量的 50% ● 最近有一次单次摄入 ≥ 乳房乳量的 40% ● 如果小于矫正胎龄 36 周，最小增重为 15 g/（kg·d） ● 如果大于胎龄 36 周，最小增重为：25 g/d ------------------------- 如果生长指标低于目标＞3 d： ● 返回阶段 1	● 婴儿的信号表明已准备好获得更多母乳喂养 ● 100% 吸吮乳头或奶嘴摄入全天奶量 ● 每次称量乳量，摄入超过目标喂养量的 60% ● 体重、身长、头围生长良好 ------------------------- 如果生长指标低于目标＞3 d，以下（喂养方式）二选一： ● 返回阶段 2 ● 考虑更高能量密度的强化母乳
注释	● 目标是至少能用吸奶器吸奶： 第 6 天：360 ～ 480 ml/d 第 10 天：600 ml/d ● 尽量采用袋鼠式护理	● 学习称量喂母乳的量 ● 询问哺乳咨询师是用单侧还是双侧乳房直接母乳喂养	● 帮助婴儿从新生儿重症监护病房的喂养时间表转变成"按需"喂养，通常每 2.5 ～ 3 h 一次 ● 最好每次都称量喂母乳的量

* 基于每天喂 8 次母乳；** 调整奶瓶喂养数量和（或）减少乳量。

————　在家 ————————————————————————→

阶段 4	阶段 5	阶段 6
每天有 3-4 顿不用奶瓶的母乳喂养	每天有 5 ～ 6 顿不用奶瓶的母乳喂养	纯母乳喂养
直接哺乳：先吸吮乳房 4 ～ 8 次 / 天 奶瓶 **：3 ～ 5 次 / 天 吸奶器：6 ～ 8 次 / 天	直接哺乳：先吸吮乳房 6 ～ 8 次 / 天 奶瓶 **：2 次 / 天 注意：胎龄减小或患病的早产儿可能需要更长时间的强化母乳喂养，以获得额外的营养素	直接哺乳：按需 奶瓶 **：无 吸奶器：需要时
● 婴儿的喂养信号提示已准备好获得更多母乳喂养 ● 钙、磷、碱性磷酸酶的实验室检查指标在从新生儿重症监护病房转出时或上次门诊检查时在正常范围内 § ● 每次称量，乳量逐渐增多 ● 持续生长良好 ● 总液体摄入量适宜 ---------------------------- ● 进入阶段 4 一周后需评估体重；2 ～ 4 周后需再次评估体重、身长和头围 ● 进入阶段 4 一个月后再次进行实验室检查 §	● 婴儿的喂养信号表明已准备好获得更多母乳喂养 ● 婴儿醒来提示需要喂养 ● 能顺利地使用奶瓶喂养 ● 生长良好 ---------------------------- 如果在这个阶段生长变慢： ● 必要时应检查母乳分泌和吸奶情况 ● 奶瓶喂养时考虑更高能量密度的强化母乳	● 婴儿准备好获得更多母乳喂养，并且在不用奶瓶喂养后也能满足需要 ● 生长良好 ● 上次检查的钙、磷、碱性磷酸酶在正常范围内 § ---------------------------- ● 进入阶段 6 一周后需评估体重；1 个月后再次评估体重、身长和头围 ● 1 个月后再次进行实验室检查
● 根据婴儿的喂养信号，每 2 ～ 4 h 喂一次	● 按需喂养，至少每 3 h 喂一次 ● 随着用吸奶器吸奶减少，继续测量喂奶前后的婴儿体重	● 早产儿通常在矫正 42 ～ 44 周准备好进入阶段 6 ● 前几个月中，早产儿的喂养信号可能比足月儿更难察觉

§ 如果胎龄 < 34 周且出生体重 < 1500 g，或有代谢性骨病史。

如果家庭成员反对使用奶瓶喂养：

- 当妈妈不能分泌足够的母乳时，考虑使用辅助护理系统（supplemental nursing system，SNS）或其他可供选择的喂养方法。
- 除母乳喂养外可以喂早产儿出院后过渡期配方奶。

减少强化母乳的选择

准备减少强化母乳的评估：

母乳喂养的婴儿需有以下表现才考虑减少强化母乳：

- 能够持续适宜生长。
- 能够按需摄入适宜的母乳。
- 实验室检查指标在正常范围内。

如果母乳喂养的婴儿没有表现出以上这些能力，建议继续进行强化母乳喂养。婴儿需要强化母乳喂养的时间因人而异。例如，一个出生胎龄 24 周、出生体重 < 1000 g 的早产儿，最长可能需要在出生后一年内都用强化母乳喂养；而另一个同样胎龄的早产儿可能在出院后只需要 1 ～ 2 个月的强化母乳喂养，如果生长良好就可以逐渐改为纯母乳喂养。

减少强化喂养的方法：

如果母乳喂养的早产儿符合前面评估的表现，可逐渐减少喂养强化母乳的数量，同时监测婴儿体重增长，以确保达到摄入量和体重增长的目标。

例如：如果婴儿每天摄入 8 瓶强化母乳，

- 先将强化母乳的量减至每天 6 瓶和两次直接母乳喂养，并在一周后测量体重。
- 每周持续这个减量进程直到强化结束。
- 在这个过渡期中，应有营养专家和医疗保健人员持续给予支持以确保满足婴儿的营养需要。

需要反复强调的是，每个早产儿特别是母乳喂养的早产儿情况都不同，应进行个体化评估。评估的关键内容是摄入量、体格生长情况和实验室指标。密切随访对确保满足婴儿的营养需求至关重要。

婴儿需要喂养的信号

当婴儿饿了并准备吃奶时，你可能会看到：

- 婴儿在张嘴找和（或）把手放在嘴里。
- 当你触碰婴儿的嘴唇时，他 / 她会张开嘴，舌头向下向前伸。
- 当靠近乳房时，婴儿会把乳头含进嘴里。

婴儿发育成熟到可以母乳喂养和用奶瓶喂养的征象：

- 婴儿能控制乳汁流量，没有二次吞咽、咯咯声或吐奶。
- 婴儿在喂养时大多数情况下能保持安静和警醒。
- 婴儿吃奶时吸吮、吞咽、呼吸协调，无需过多帮助（在吸吮过程中有停顿是正常的）。
- 喂奶时婴儿的呼吸、心率和平时基本一样。

需要注意的是，即使早产儿长大些，他们的饥饿信号也可能没有足月儿明显。例如，早产儿在饥饿时一般不会大声哭闹。

婴儿需要暂停喂养的信号

婴儿在需要暂停喂养时也会给出一些提示。如果婴儿出现以下表现时，需暂停喂养，稍事休息：

- 反复将乳头从嘴里吐出或把头转向一边。
- 不张嘴，不向前伸舌头。
- 睡着并很难叫醒。
- 皮肤颜色改变、打嗝、憋气、打喷嚏或反复打哈欠。
- 弓背、手指张开、打挺、蠕动。
- 哭声虚弱、易激惹、烦躁。
- 吮吸力弱或不规律。
- 下巴松弛且不能紧密含接乳头。
- 挤压而不是吸吮乳头。
- 嘴角流出越来越多的乳汁。
- 如果在监测中发现血氧饱和度反复降低。

如果婴儿持续有上述表现，暂停喂养，然后根据婴儿的征象再尝试喂奶。

强化母乳喂养的注意事项

- 强化母乳（添加母乳强化剂）对早产儿有很多方面的帮助。补充母乳强化剂能改善早产儿的体重增长、增加蛋白质水平、使骨骼生长和实验室检查指标正常。这些早产儿通常比只接受普通配方奶喂养的早产儿能更早地从 NICU 出院。
- 母乳强化剂对胎龄小于 34 周和（或）出生体重小于 2000 g 的婴儿有最持久的益处。
- 一般来说早产儿在以下情况时可以停止使用母乳强化剂：生长良好、营养相关的实验室检查指标正常，每天至少摄入母乳 150 ml/kg（例如：一个 2000 g 的婴儿每天摄入至少 300 ml 乳量）。
- 婴儿有以下情况时可能需要补充更长时间的母乳强化剂：在 NICU 里全肠道外营养超过 4 周、生长缓慢、骨骼生长不良、使用利尿剂和（或）营养相关的实验室检查指标不正常。
- 每个早产儿的喂养、营养和生长都需要进行个体化的评估，应与家庭成员和医生一起来讨论如何护理乳房，促进直接哺乳并减少母乳强化剂的使用。
- 早产儿家庭也可以与经验丰富的营养专家、喂养专家、泌乳顾问社区保健人员等一起讨论，以获得帮助。

　　编译者按：中国 2016 年发表的《喂养建议》强调"强化营养的时间存在个体差异，要根据体格生长各项指标在矫正同月龄的百分位数，决定是否继续或停止强化营养，适于胎龄的早产儿生长指标最好达到矫正年龄的第 25～第 50 百分位，小于胎龄儿达到第 10 百分位以上，再参考个体增长速率的情况，注意避免体重/身长＞第 90 百分位。达到追赶目标，则可逐渐终止强化喂养"。在强调个体化的同时，还建议"营养风险程度为中危、生长速度满意的早产儿需强化喂养至矫正 3 月龄左右；营养风险程度为高危、并发症较多和有宫内外生长迟缓的早产儿则需强化喂养的时间较长，可至矫正 6 月龄左右，个别早产儿可至 1 岁。"该建议还根据早产儿母乳喂养、部分母

乳喂养和配方奶喂养的 3 种喂养方式提出了相应具体的强化或
非强化个体化喂养方案。建议应强调个体化评估和指导，停用
母乳强化剂的具体时间不能一概而论。

母乳储存指南

母乳储存的准备

- 使用吸奶器或母乳喂养用品前要洗手。
- 母乳可以保存在玻璃杯或不含双酚 A 的塑料奶瓶中，或者特殊的母乳储存袋中。
- 使用的容器应事先用清洁剂清洗干净并风干。
- 以每份 60 ～ 120 ml 的母乳量存储母乳可以减少浪费。
- 所有母乳在放入冰箱冷藏室或冷冻室储存前都要标注日期。

在冰箱冷藏室或冷冻室中储存母乳

- 母乳中含有可以抗感染的免疫活性保留成分。储存母乳会轻微改变这些特性，冷藏母乳比冷冻母乳保留的免疫活性成分更多些。
- 储存母乳要放在冷藏室或冷冻室的后部，不要放在冰箱门的架子上。
- 冷冻母乳时，要在容器顶部留些空间（2.5 ～ 3 cm）以防膨胀。

解冻和加热母乳的提示

- 将冷冻的母乳放在冰箱冷藏室中过夜。
- 用流动的温水或放置在温水容器中隔水加热冷藏的母乳。
- 不要将母乳放在微波炉中加热，因为会失去一些有益的成分并可能引起局部过热烫伤婴儿。
- 在 24 小时内使用解冻的母乳，不要重复冷冻解冻过的母乳。
- 存储的母乳会分层，轻轻旋转温热的奶瓶可以混匀。
- 挤出的母乳颜色、稠度和气味不同是正常的，与母亲的饮食有关。冷冻的母乳在解冻后偶尔可能会闻起来或尝出有点不好的味道。这样的母乳依然是安全的，并且大多数婴儿也会

继续饮用。一些妈妈的母乳中含有较多的脂肪酶，会引起乳汁中脂类分解。为预防这种情况的发生，在冷冻大量母乳前，先冷冻一两批母乳然后解冻。如果乳汁闻起来有异味或婴儿拒绝吃，可以把之后挤出的母乳加热到滚烫（约80℃），然后迅速冷却和冷冻，以使乳汁中的脂肪酶失效。

食品安全

- 挤出的母乳可以保存在普通冰箱中。美国 CDC 和美国职业安全与保健管理局认同母乳不属于需要特殊处理或在独立冰箱中储藏的人类体液。
- 奶瓶喂养后的剩余母乳是否能安全保存到下次哺喂或应丢弃尚不十分清楚。一般建议喂养后 1 ～ 2 小时即应丢弃。

未加母乳强化剂的母乳储存指南见表 4-2。强化母乳储存指南见表 4-3。

表4-2　母乳储存指南（未加母乳强化剂）

	室温	冷藏室	冷冻室*
温度范围	16 ～ 29 ℃	< 4 ℃	−18 ℃
新鲜挤出的母乳	4 ～ 6 小时	4 ～ 8 天	最长 12 个月**
解冻后的母乳	如果不是立即使用需要冷藏	24 小时	不要再次冷冻

* 冷冻室指单独的冷冻室，也称为深冷冻冰箱。对于普通冰箱中的冷冻室，母乳储存限于 3 个月。

** 长时间存放的母乳在上述范围内是安全的，但母乳中一些脂质降解可能会降低母乳的质量。

参考文献：ADA Infant Feedings：Guidelines for Preparation of Formula and Breastmilk in Health Care Facilities（2011）

> 编译者按：《中国居民膳食指南（2016）》中的婴幼儿喂养指南建议，当新鲜母乳储存于便携式保温冰盒内（15 ℃以上）时，允许保存时间为 24 小时；冷藏于冰箱保险区但经常开门（4 ℃以上）时，允许储存时间为 24 小时；冷藏于冰箱保鲜区（4 ℃左右）时，允许储存时间为 48 小时。

表4-3　强化母乳储存指南

冰箱冷藏室	储存于 2 ~ 4 ℃时，不超过 24 小时
室温	储存于 16 ~ 29 ℃时，不超过 2 ~ 4 小时*； 如果奶瓶是温热的，1 小时后丢弃
开始喂养后	在 1 小时内喂完，超过 1 小时立即丢弃 不要再冷藏剩余的母乳

* 本指南编者建议限制在 2 小时内或参照产品说明保存。

参考文献：ADA Infant Feedings：Guidelines for Preparation of Formula and Breastmilk in Health Care Facilities（2011）

吸奶和维持母乳分泌

开始吸奶和维持母乳分泌的原则

- 至少在产后前两周，维持用手挤奶并用吸奶器加压吸奶（见"用手挤奶的益处"）。
- 使用医院级别的双侧电动吸奶器吸 10 ~ 20 分钟，和（或）吸出最后一滴母乳后至少再吸 2 分钟。
- 每次都应吸空乳房。
- 在产后的最初 2 ~ 3 周，至少每 3 小时吸奶一次，并且每天夜间也要吸一次，每两次吸奶间隔不要超过 4 ~ 5 小时。
- 在形成母乳持续分泌的过程中，每天应吸奶 7 ~ 10 次。
- 如果产后前 2 ~ 3 周后有足够的母乳分泌，两次吸奶间隔时间可延长到 4 小时一次和夜间一次，间隔不要超过 5 小时。
- 母乳分泌建立后，每天吸奶 6 ~ 8 次。
- 早产儿的母亲在产后第一周末应该每天能用吸奶器吸出 300 ml 母乳，产后第 2 周末每天应至少能吸出 600 ml 母乳。如果乳量达不到，提示母乳分泌可能存在问题，应询问哺乳咨询师。

用手挤奶的益处

　　与单独使用吸奶器相比，早产儿的母亲若用手挤奶和吸奶器吸奶相结合，可能挤出两倍的母乳。可以在使用电动吸奶器的同时用手挤压乳房，也可以轮流用手挤奶和用电动吸奶器吸奶。初乳用手挤比用吸奶器吸出更有效。大部分早产儿最初仅需要极少量的初乳，而用手挤奶恰好能够有效满足这一需要。

斯坦福大学用手挤母乳的演示视频：

- 用手加压吸奶使母乳分泌最大化

http：//med.stanford.edu/newborns/professional-education/breastfeeding/maximizing-milk-production.html（或扫描二维码快速访问）

- 用手挤奶

http：//med.stanford.edu/newborns/professional-education/breastfeeding/hand-expressing-milk.html（或扫描二维码快速访问）

吸奶器的种类

当母亲需要用吸奶器来建立或维持母乳分泌时，评估哪一种吸奶器最能满足母亲的需要是很重要的。本节的表格列出了常见的吸奶器以及它们的适用范围（表4-4）。在列出的每一大类吸奶器中，不同品牌的吸奶器差别较小，例如：双韵律吸奶器，带有存储卡、电池组或车载电源适配器的吸奶器，带有多种规格吸乳护罩的吸奶器，免手持和静音功能的吸奶器等。

促进母乳分泌的方法

- 增加母子之间的皮肤接触。
- 确保使用最适宜的吸奶器和（或）吸乳护罩（吸乳护罩的尺寸在母乳喂养过程中可能会发生改变而需要重新测量）。
- 增加使用吸奶器的频率，最高可以每天10次。
- 在使用吸奶器的同时按摩乳房和（或）按压乳房。
- 如果婴儿正过渡到直接母乳喂养，确保妈妈在母乳喂养后继续使用吸奶器吸奶，直到婴儿能完全吸空乳房为止。通常这种情况可持续到婴儿达矫正年龄40～48周。
- 尝试密集吸乳法。
  - 用吸奶器吸奶，乳房护理，每隔半小时到一小时吸奶一次，共持续数小时。

- 尝试强力吸乳法。
  - 用吸奶器吸奶 10 分钟，休息 10 分钟，重复共 60 分钟，每天 1 ～ 2 次。
  - 在一整天的觉醒时间中，每隔 2 小时用吸奶器吸奶一次。
- 保证充足的液体摄入。
- 与哺乳咨询师讨论催乳剂的使用。
- 在使用吸奶器期间，尝试可以应对压力和缓解紧张的有效方法（如听音乐、读书或杂志、看电视）。

表4-4　吸奶器种类

种类	适用范围	举例
便携型	偶尔与婴儿分离 ● 错过喂养 ● 晚上外出 ● 周末外出 ● 兼职工作	手动吸奶器 ● Medela Harmony 美德乐和韵手动吸奶器 Philips Avent Manual Pump 新安怡手动吸奶器 Ameda One-Hand Pump 阿美达手动吸奶器 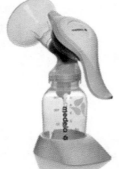

种类	适用范围	举例
		单侧电动吸奶器 ● Medela Swing 美德乐丝韵电动吸奶器 ● Philips Avent Single Electric 新安怡单侧电动吸奶器 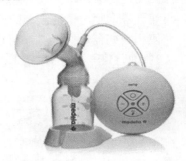
工作场所或学校、家庭（长期使用）	日常的母婴分离： ● 上班或上学 ● 早产或特殊需要婴儿（母乳分泌建立后）	个人用双侧电动吸奶器 ● Medela Pump In Style Advanced 美德乐新风韵双侧电动吸奶器 ● Medela Freestyle 美德乐飞韵双侧电动吸奶器 ● Philips Avent Double Electric 新安怡双侧电动吸奶器 ● Ameda Purely Yours 阿美达双侧电动吸奶器 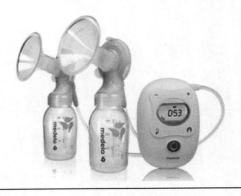

续表

种类	适用范围	举例
医疗需要（短期或长期使用）	频繁使用： ● 建立或增加母乳分泌 例如： ● 早产儿 ● 住院患病婴儿 ● 双胎或多胎 ● 严重反复发生的乳房肿胀 ● 乳腺手术后	医院级双侧电动吸奶器 ● Medela Lactina 美德乐经典动力双侧电动吸奶器 ● Medela Symphony 美德乐心韵双侧电动吸奶器 ● Ameda Platinum 阿美达铂金电动吸奶器

图片来源：经美德乐（北京）医疗科技有限公司授权使用。

哺乳期用药与母乳喂养的信息

在母乳喂养期间大部分药物是安全的，也有一些不安全药物。关于药物和母乳喂养的新研究频繁发表，需及时更新。下面是新近有关哺乳期用药和母乳喂养的一些信息：

● Hale 医生的书 *Medications and Mother's Milk*。这本书被认为是最完整、最权威的，它包括一些没有被美国儿科学会评价的药物，也包含了美国儿科学会评价的每种药物等级。

● 药物与哺乳期数据库（LactMed）详细地探讨了每种药物及其已知的相关研究。一些药物列出了商品名和通用名，而更多药物只列出了通用名。该数据库只包括药物，不包括其他物质或环境因素。

● 美国儿科学会的出版物探讨了可以进入到母乳的药物和其他化学物质。美国儿科学会的清单很广泛，但不是包括所有药物的完整目录。如果某种药物没有列在其中，并不意味着它不安全，只是没有被美国儿科学会评价过。

人乳库

母乳库与捐献母乳（donor human milk，DHM）

母乳是早产儿和足月儿喂养与营养的金标准……婴儿包括早产和患病的新生儿。当一位母亲自己的母乳难以获得或分泌不足时（通常发生在新生儿重症监护病房），世界卫生组织和美国儿科学会建议用捐赠母乳作为最好的替代品。

低出生体重早产儿用母乳库母乳喂养已证明能减少坏死性小肠结肠炎、败血症、感染和喂养不耐受的发生，从而缩短住院时间（母乳喂养医学会，2010）。母乳库母乳可以提供母乳的多种成分和益处，并消除非母乳库母乳传播致病因子的风险。巴氏消毒法会在不同程度上影响母乳中的一些成分，尽管很难量化退变级别，但临床实践已证明即使在巴氏消毒后，母乳中许多有益的成分仍保留了下来。在美国，一旦出院后，母乳库的母乳花费很高，大约是 3.50 ～ 4.50 美元 / 盎司（约 30ml）。为了在出院后获得母乳库母乳，家庭需要从儿科医师那里获得处方然后拨打母乳库的电话进行购买。

高成本和高需求导致一些家庭在朋友、亲戚之间和通过网络途径寻找捐赠母乳。尽管母乳是婴儿最好的食物，未经筛查过的捐赠母乳可能被细菌和病毒（如艾滋病病毒和乙肝病毒）、化学污染物（如毒品）和数量有限的处方药所污染。如果未经适当处理和储存，母乳也可能被污染而不能安全饮用。

北美母乳库协会（Human Milk Banking Association of North America，HMBANA）是由卫生保健工作者组成的多学科小组，致力于促进、保护和支持母乳库。HMBANA 在美国 CDC 和食品药品管理局（Food and Drug Administration，FDA）的支持与建议下，制定了筛查、加工和分发母乳的指南。捐赠的母乳会经过细菌和营养素水平（钙、脂肪、蛋白质、乳糖）的检测，然后用巴氏消毒法杀灭所有细菌和病毒。大部分母乳库可以提供很多种巴氏消毒后的母乳，包括初乳、早产儿母乳、足月儿母乳和无乳糖母乳。

　　越来越多的母亲开始捐赠她们的母乳给亲戚、朋友和网上找到的人，认为自己是在帮助其他婴儿，否则那些婴儿就要吃配方奶了。尽管这是正当的理由，但国家母乳库还没有收到这些健康母亲捐赠的母乳，母乳库可以对捐赠母乳提供巴氏消毒，以支持高风险的婴儿包括早产儿对捐赠母乳不断增加的需求。如果正在哺乳期的母亲母乳分泌过多，请建议她考虑捐赠母乳给母乳库。

> 　　**编译者按**：中国 2013 年建立了第一家真正意义上的母乳库，目前有十几家，分布在广州、深圳、南宁、上海、杭州、武汉、南京、重庆、西安、银川、内蒙古等。目前暂时采取无偿捐献、无偿使用的原则。

参考文献

Academy of Breastfeeding Medicine. Academy of breastfeeding medicine clinical protocol #8：Human milk storage information for home use for full-term infants. *Breastfeeding Medicine*，5（3），127-130. 2010.

ADA Infant Feedings：Guidelines for Preparation of Formula and Breastmilk in Health Care Facilities（2011）& HMBANA，2011.

American Academy of Pediatrics & the Committee on Drugs. The transfer of drugs and other chemicals into human milk. *Pediatrics*，108（3），776-89. 2001.

American Academy of Pediatrics & The Section on Breastfeeding. Breastfeeding and the use of human milk. *Pediatrics*，115（2），496-506，2005.

Arslanoglu，S.，Ziegler，E.E.，Moro，G.E.，and World Association of Perinatal Medicine Working Group on Nutrition. Donor Human Milk in Preterm Infant Feeding：Evidence and Recommendations. *J Perinat Med.* 38（4），347-51. 2010.

Callen，J，& Pinelli，J. A Review of the Literature Examining the Benefits and Challenges，Incidence，Duration and Barriers to Breastfeeding in Preterm Infants. *Advanced Neonatal Care*，5（2），72-88. 2005.

Gardner，L.M.，Morton，J.，Lawrence，R.A.，Naylor，A.J.，O'Hare，D.，Schander，R.J.，et al. AAP Policy Statement：Breastfeeding and the Use of

Human Milk, *Pediatrics* 115 (2), 496-506. 2005.

Groh-Wargo, S., Thompson, M., Cox, J. (Eds.). *Nutritional Care for High-Risk Newborns*. 3rd Edition. Chicago, IL: Precept Press, Inc. 2000.

Hale, T. Medications and mothers' milk: A manual of lactational pharmacology (14th Ed). Amarillo, TX: Hale Publishing. 2010.

Hurst NM, Meier PP, Engstrom JL, Myatt A. Mothers performing in-home measurement of milk intake during breastfeeding of their preterm infants: maternal reactions and feeding outcomes. J Hum Lact 2004; 20: 178-87.

Hill PD, Aldag JC, Zinaman M, Chatterton RT. Predictors of preterm infant feeding methods and perceived insufficient milk supply at week 12 postpartum. J Hum Lact 2007; 23: 32-8.

Infant risk center at Texas Tech University Health Sciences Center. Retrieved from http://infantrisk.com, January 31, 2012.

Jones, F., Tully, M.R. Best Practice for Expressing, Storing and Handling Human Milk in Hospital, Homes and Child Care Settings, 2nd Edition. Human Milk Banking Association of North America. 2006.

Kleinman, R. E. (Ed.). Pediatric Nutrition Handbook, 6th Edition. Elk Grove Village, IL: American Academy of Pediatrics. 2009.

Lessen R, Crivelli-Kovach A. Prediction of initiation and duration of breast-feeding for neonates admitted to the neonatal intensive care unit. J Perinat Neonatal Nurs 2007; 21: 256-66.

La Leche League International. The Breastmilk Answer Book: Milk Storage, Up date d March 2012.Retrieved from www.llli.org/docs/0_babup date /01babup full.pdf, October 12, 20166.

Meier PP, Furman LM, Degenhardt M. Increased lactation risk for late preterm infants and mothers: evidence and management strategies to protect breastfeeding. J Midwifery Womens Health 2007; 52: 579-87.

Medela Collection and storage of breastmilk. Retrieved from http://www.medelabreastfeedingus.com/tips-and-solutions/11/collection-and-storage-of-breastmilk, January 31, 2011.

Morton, J. (2012). Maximizing milk production with hands on pumping. Stanford

School of Medicine. Retrieved from http：//newborns.stanford.edu/Breastfeeding/MaxProduction.html，January 30，2012.

Morton，J.（2012）. Hand expression of breastmilk. Stanford School of Medicine. Retrieved from http：//newborns.stanford.edu/Breastfeeding/MaxProduction.html，January 30，2012.

Peila，C,Moro GE，Bertino E.et al. The Effect of Holder Pasteurization on Nutrients and Biologically-Active Components in Donor Human Milk：A Review[J]. Nutrients，2016.8（8）.

Robbins，S. T.，& Becker，L. T.（Eds.）. *Infant Feedings：Guidelines for Preparation of Formula and Breastmilk in Health Care Facilities*，2nd Edition. Chicago，IL. American Dietetic Association. 2011.

Schanler，R. Post Discharge Nutrition for the Preterm Infant. Acta Paediatrica，94 （Suppl. 449），5（2），72-88. 2005.

Spatz DL. Ten steps for promoting and protecting breastfeeding for vulnerable infants. J Perinat Neonatal Nurs 2004；18：385-96.

United States Department of Health & Human Services，Federal Drug Administration. Use of Donor Human Milk. Silver Spring，MD：2005. Retrieved from http：//www.fda.gov/ScienceResearch/SpecialTopics/PediatricTherapeuticsResearch/ucm235203.html，January 25，2012.

United States Department of Health & Human Services，Office of Women's Health. Pumping and milk storage. Washington，DC：2010. Retrieved from http：//womenshealth.gov/breastfeeding/pumping-and-milk-storage/，November 18，2011.

United States National Library of Medicine. Drugs and lactation database. Toxicology Data Network：Betheseda，MD. 2011. Retrieved from http：//toxnet.nlm.nih.gov/cgi-bin/sis/htmlgen?LACT，January 31，2012.

Wight，N.E. Donor Human Milk for Preterm Infants. J Perinatology，21，249-254，2001.

World Health Organization.Guidelines on optimal feeding of low birth-weight infants in low- and middle-income countries[DB/OL].（2011）[2015-10-10].

童笑梅，封志纯. 早产儿母乳喂养. 北京：人民卫生出版社，2017.

《中华儿科杂志》编辑委员会，中华医学会儿科学分会儿童保健学组，中华医学会儿科学分会新生儿学组.早产、低出生体重儿出院后喂养建议 [J]. 中华儿科杂志，2016，54（1）：6-12.

中国营养学会.中国居民膳食指南（2016）.北京：人民卫生出版社，2016.

第 5 章

母乳、配方奶和营养强化

母乳和配方奶说明

　　美国儿科学会强烈推荐母乳喂养作为婴儿的首选喂养方法，包括早产儿。母乳由于其独特的营养素、酶、激素和免疫成分，是婴儿营养的金标准。建议母乳喂养到婴儿矫正年龄 1 岁，之后只要母婴相互需要仍可继续母乳喂养尽量长的时间。如果不能母乳喂养，婴儿需要用强化铁的配方奶喂养至矫正年龄 1 岁。母乳和配方奶相关推荐见表 5-1。

早产儿额外喂养的注意事项

- 标准足月和特殊配方奶：这些配方是为足月儿设计的，比早产儿出院后（过渡）配方奶含有较少的钙、磷和蛋白质。如果给早产儿喂这些配方奶，需要营养专家密切随访并进行相应的实验室检查。

- 不建议用以大豆为基质的配方奶喂养早产儿。早产儿对大豆配方奶中糖类和矿物质的吸收与利用不如以牛奶为基质的配方奶。用大豆配方奶喂养的早产儿与接受牛奶配方奶喂养的婴儿相比，体重增加较少、身长增长较少、血清白蛋白水平较低，因此美国儿科学会不推荐给出生体重 < 1800 g 的婴儿喂大豆配方奶。还有研究表明，以大豆为基质的配方奶会使早产儿的骨骼形成标记物水平较低，导致早产儿代谢性骨病（早产儿骨质疏松）。

- 不推荐用羊奶喂养早产儿。羊奶缺乏叶酸和维生素 B_6。羊奶配方的蛋白质含量较母乳和婴儿配方奶高，会由于增加的肾负荷而导致早产儿有脱水的危险。

母乳和捐赠母乳

- 母乳：能量为 67 kcal/100 ml。由于其独特的营养素、酶、激素和免疫成分构成，是婴儿营养的金标准。在出生后 2 ~ 4 周内，早产母乳比足月母乳含有更高的能量和蛋白质。然而，在出生后 3 ~ 6 月龄内，对于极低和超低出生体重早产儿，如果不添加母乳强化剂，母乳中的蛋白质和其他营养素含量不足以支持早产儿按照宫内生长速度生长。

- 捐赠母乳：在很多新生儿重症监护病房中，当不能喂给早产儿亲生母亲，的母乳时，会使用捐赠母乳。用巴氏消毒后的捐赠母乳喂养早产儿和高风险婴儿，可以减少坏死性小肠结肠炎（NEC）、败血症和感染的发生率，从而缩短住院时间。捐赠母乳优先给予最小的和最危重的患病婴儿。

住院期间使用的母乳强化剂和早产儿配方奶（表 5-1）。

- ○ 适应证：市售的母乳强化剂和早产儿配方奶是为满足出生体重小于 2000 克的早产儿快速生长的需要而设计的，增加了蛋白质、维生素、矿物质和能量。母乳强化剂只能与母乳混合使用。

- ○ 禁忌证：足月儿和由于维生素过多症或高钙血症而导致体格生长不良的婴儿。
  - ■ 母乳强化剂的禁忌证：早产儿摄入奶量 > 500 ml/d 和（或）体重 > 3600 g。
  - ■ 早产儿配方奶的禁忌证：早产儿摄入奶量 > 350 ml/d。

- ○ 注意：婴儿在使用母乳强化剂时很少出院。长时间持续使用可能会导致维生素 D 和维生素 A 的毒性作用，还可能超过肾负荷。应该做肝功能检查来监测肝损害和铜缺乏。

- ○ 能量：可获得多种不同能量的剂型，能量密度在 80 ~ 100 kcal/100 ml。

表5-1　母乳强化剂和早产儿配方奶

母乳强化剂		
产品名称	制造商	产品特性
Similac Human Milk Fortifier 雅培金装喜康宝母乳营养补充剂	雅培	含中链脂肪酸 添加后不影响母乳自身抑菌活性
Similac Special Care 30 with iron (liquid) 雅培金装喜康宝早产/低出生体重儿配方奶 SSC100	雅培	早产儿配方奶也可以作为母乳强化剂使用
特别能恩母乳营养补充剂	雀巢	能量密度 85 kcal/100 ml 蛋白质含量 3.1 g/100 kcal 深度水解 100% 乳清蛋白
住院期间使用的早产儿配方奶		
产品名称	制造商	产品特性
Premature RTD 安婴儿 A+ 早产儿配方奶（液体）59 ml/ 瓶（80 kcal/100 ml）	美赞臣	60% 乳清蛋白 +40% 酪蛋白 40% 乳糖 40% 中链脂肪酸 临床验证水平 DHA/ARA 添加核苷酸达母乳平均水平
Similac Special Care 20，24，30 & 24 High Protein 雅培金装喜康宝早产/低出生体重儿配方奶 SSC67/80/100/80 高蛋白	雅培	多种液态配方
特别能恩液体奶	雀巢	能量密度 80 kcal/100 ml
特别能恩 1 段	雀巢	能量密度 80 kcal/100 ml 70% 乳清蛋白 30% 中链甘油三酯 MCT

续表

早产儿出院后（过渡）配方奶		
为从新生儿重症监护病房出院后的早产儿设计，能额外提供早产儿所需的蛋白质、矿物质和维生素。 适应证：出生体重＜1800～2000 g。可以作为母乳喂养的强化或补充。可用到矫正年龄1岁。 禁忌证：足月儿和由于维生素过多症或高钙血症导致体格生长不良的婴儿。 能量：标准（配方）制剂提供73 kcal/100 ml。		
产品名称	制造商	产品特性
Enfamil EnfaCare，powder 安婴儿A+早产/低出生体重儿配方粉	美赞臣	60%乳清蛋白+40%酪蛋白 65%乳糖 20%中链脂肪酸 临床验证水平DHA/ARA
Similac Neosure，powder 金装喜康宝早产/低出生体重儿配方奶粉	雅培	50%乳糖 25%中链脂肪酸
特别能恩2段	雀巢	能量密度73 kacl/100 ml； 蛋白质2.8 g/100 kcal 适度水解100%乳清蛋白 添加活性益生菌B.lactis

特殊配方奶

○ 低乳糖或无乳糖配方奶、部分（适度）水解蛋白配方奶：见表5-2。

○ 完全（深度）水解蛋白配方奶：低过敏性，无乳糖、无蔗糖。

适应证：完全牛奶蛋白和大豆蛋白过敏，顽固性/慢性腹泻，多种食物过敏，乳糖和蔗糖不耐受。

蛋白质来源：牛奶蛋白水解成小分子肽并用氨基酸补充。

能量：标准配方制剂提供67 kcal/100 ml。

○ 游离氨基酸配方奶：低过敏性，无乳糖和半乳糖

适应证：牛奶和大豆蛋白过敏，多种食物蛋白不耐受，胃食管返流，短肠综合征，吸收不良，嗜酸细胞食管炎和半乳糖血症。

蛋白质来源：合成游离氨基酸。

注意：配方奶零售供应有限并且很贵，但可以由保险负担。

能量：标准（配方）制剂提供 67 kcal/100 ml。

○ 低矿物质喂养选择：当婴儿有肾损害时，母乳是最佳选择，因为母乳的矿物质含量低而吸收率高。

适应证：较低的矿物质含量适用于肾功能受损或患新生儿低钙血症的婴儿。

预防：可能需要额外补铁。

能量：标准（配方）制剂提供 67 kcal/100 ml。

○ 稠化的配方奶：这些配方含有米淀粉，可以比一般配方奶的黏度增加 10 倍。这种配方奶可以直接从标准的奶嘴流出，并在胃部的酸性环境中变得黏稠。与在配方奶中添加婴儿米粉相比，这种配方营养更均衡。不推荐在配方奶中添加婴儿米粉，因为它会增加碳水化合物的负荷，从而改变能量密度和营养成分的摄入，并可导致铁过量。

适应证：无合并症的胃食管返流。

禁忌证：矫正胎龄 < 38 周，有形成胃乳结石（未消化的凝乳硬块）的风险。

蛋白质来源：完整的牛奶蛋白。

注意：用质子泵抑制剂药物（如：奥美拉唑，兰索拉唑等）时功效会降低。

特殊说明：喂养前要将这种配方奶放置 5 分钟，未使用的配方奶要立即丢弃。由于稠度会增加，不要混合 > 80 kcal/100 ml 的配方奶。

能量：标准配方制剂稀释后提供 67 kcal/100 ml，除非另有说明。

○ 大豆配方奶：

适应证：纯素饮食。

禁忌证：早产儿，患有牛乳蛋白引起肠病的婴儿，或者用于控制胃肠绞痛或便秘。

蛋白质来源：分离大豆蛋白。

注意：无乳糖。

能量：标准（配方）制剂提供 67 kcal/100 ml，除非另有说明。

表5-2　特殊配方奶

低乳糖或无乳糖配方奶		
适应证：乳糖不耐受，肠胃不适或便秘，预防和缓解功能性胃肠功能紊乱。 禁忌证：半乳糖血症。 蛋白质来源：牛乳蛋白的酪蛋白和乳清蛋白。 能量：标准配方制剂提供 67 kcal/100 ml，除非另有说明。		
产品名称	制造商	产品特性
安婴儿 A+ 无乳糖婴儿配方粉	美赞臣	无乳糖 全牛奶蛋白 临床验证水平 DHA/ARA 胆碱接近成熟母乳水平
能恩无乳糖营养配方粉	雀巢	无乳糖 不添加蔗糖 添加核苷酸
Similac Total Comfort 67 kcal/100 ml 雅培亲护部分水解配方奶粉	雅培	100% 部分水解乳清蛋白 低乳糖配方 来源于添加益生元低聚半乳糖的微量乳糖（< 1.5 g/100 g 粉末） 添加核苷酸、叶黄素 不含棕榈油 非转基因
能恩无乳糖营养配方粉	雀巢	无乳糖、不添加蔗糖精 低渗透压，仅为 165 mmol/L 添加核苷酸
部分（适度）水解蛋白配方奶		
不是真正的低敏配方，但比完全水解蛋白配方奶更易获得且更便宜。 适应证：肠胃不适，便秘。 禁忌证：已知的牛奶蛋白过敏。 蛋白质来源：牛奶蛋白质，包括酪蛋白和乳清蛋白，有部分水解成小分子肽。 能量：标准配方制剂提供 67 kcal/100 ml，除非另有说明。		

产品名称	制造商	产品特性
Enfamil Gentlease Enfamil A+ 安婴儿 A+ 亲舒乳蛋白部分 水解婴儿配方粉	美赞臣	60% 乳清蛋白，100% 部分水解 蛋白 20% 乳糖 临床验证水平 DHA/ARA 胆碱接近成熟母乳水平
Similac Total Comfort 69 kcal/100 ml 雅培亲护部分水解配方奶粉	雅培	100% 部分水解乳清蛋白 低乳糖配方 来源于添加益生元低聚半乳糖的 微量乳糖（< 1.5 g/100 g 粉末） 添加核苷酸，叶黄素 不含棕榈油 非转基因

编译者按：上表中的特殊配方奶粉均已进入中国市场，其中雀巢的特殊配方奶粉为编译者添加，本指南未提到。本指南还提到了游离氨基酸配方奶、低矿物质喂养选择、稠化的配方奶、大豆配方奶，但目前尚未进入中国。能量是按照 1 盎司约 30 ml 换算的（取 100 ml 约等于 3.33 盎司）。具体以配方奶粉的营养成分表为准。

配方奶的配制方法

下面是某种配方奶的配制方法。在调整配制方法时应考虑配比系数（displacement factor）。配比系数是指当把奶粉加进液体中时的液体量的换算值。下面例子中配方奶的配比系数是 0.77 ml/g，重量是每勺 8.8 g 和每杯 111 g，热量是 5.1 kcal/g。

配方奶粉公司会经常调整他们的产品，这会导致每克的能量及配比系数等发生改变。当有新的产品时，应咨询制造商获得正确的数据，从而制定出适宜的浓度和奶量的配制方法。

例：配制 170 ml 能量密度为 80 kcal/100 ml 的配方奶		
	kcal	ml
3 勺（26.4 g）奶粉	134.6	20
水		150
总体积		170

这个配制方法提供 80 kcal/100 ml 能量。

计算这个配法，要用下面的步骤：

1．配制用的水量会由于配方奶的配比系数而少于最后的总奶量。

2．每勺 8.8 g，3 勺配方奶粉为 26.4 g。

3．用配方奶的克数乘以 kcal/g，26.4 g×5.1 kcal/g = 134.6 kcal。

4．用配方奶的克数乘以配比系数以获得配方奶粉的体积，26.4 g×0.77 ml/g = 20 ml。

5．用配方奶粉的体积加上水的体积得到总体积 170 ml。

6．用总热量除以总体积再乘以 100 得到能量密度 kcal/100 ml，134.6÷170×100=80 kcal/100 ml。

注意：尽管两个品牌配方奶的能量密度（67 kcal/100 ml）可能是相同的，但当配比系数变化时，配制不同浓度水平和更大体积的配方奶所用方法可能是不同的。

配方奶的冲调和储存指南

1．准备区域
- 用热肥皂水或洗手液洗手。
- 清洁准备冲调奶粉的区域。
- 用奶瓶清洁剂仔细擦洗奶嘴、奶瓶、瓶盖等，彻底冲洗并自然风干。

2．检查配方奶包装桶
- 检查有效期限。
- 确认包装桶没有破损。

- 用干净的布擦拭配方奶粉的桶盖。

3. 加入配方奶

配方奶粉

- 用奶瓶量取水。
- 在水上面加入配方奶粉。
- 总是用标准平勺量取，不要用不满勺的奶粉配制。如何用平勺量取请参考包装说明。
- 拧紧奶瓶并且摇晃 10 ~ 20 秒。
- 一旦奶粉桶打开后，要储存在阴凉干燥的地方。
- 开封后的配方奶粉若一个月未用完则必须丢弃。

配方浓缩液体奶

- 打开前要摇匀配方奶。
- 向奶瓶中加入等量的水和浓缩配方奶。
- 一旦配方奶容器打开后，要盖好密封保存在冰箱冷藏室中。
- 若未喝完需在 24 ~ 48 小时内丢弃（参考配方奶包装说明）。

4. 使用安全饮用水

- 煮沸消毒所有类型的水，包括自来水、瓶装饮用水和蒸馏水。
  - 水龙头中的冷自来水应先放 1 ~ 2 分钟再收集并煮沸。放冷水可以减少含铅旧水管中的铅。准备冲调婴儿配方奶时不要使用热水。
  - 将水加热到沸腾并且再煮沸一分钟。煮沸水超过一分钟会使水中矿物质浓缩。

（编译者注：使用前让水冷却到产品说明书建议的温度。）

- 在买瓶装水时，6 月龄内的婴儿要使用无氟水。

尽管配方奶本身也含有少量的氟化物，但如果把婴儿配方奶与含氟化物的水混合使用作为主要营养来源，婴儿可能会摄入超过推荐摄入量的氟，并可能导致氟中毒。按照体重比例，摄入液体中的氟通常对年龄越小、体重越低的婴儿影响越大。

- 与医疗保健专业人员探讨最佳水源。

5. 加热配方奶

温热配方奶的方法：

- 把奶瓶放在温的流动水中并转动奶瓶。
- 把奶瓶放在温水容器里（非沸水）并转动奶瓶。
- 在给婴儿喂奶前要滴在手腕背面试一下温度。
- 使用温奶器加热。

不要用微波炉加热或煮沸配方奶：

- 可能局部过热会烫伤婴儿。
- 营养素可能被破坏。
- 可导致部分塑料奶瓶中的化学物质萃出到液体中。

配方奶储存指南见表 5-3。

表5-3　配方奶储存指南

冰箱冷藏室	由配方奶粉配制成的： 　　储存在 2～4℃不超过 24 小时 由配方浓缩液体奶配制成的或即饮配方液态奶
室温	由配方奶粉、配方浓缩液体奶 　　保存不超过 2～4 小时 * 如果奶瓶是温热的，1 小时后就要丢弃
开始喂养后	配制成的或即饮配方液态奶 　　1 小时内喂完否则需立即丢弃；不要再次冷藏使用

* 本指南编者建议配方奶在室温下保存不超过 2 小时或按照配方奶产品说明保存。

资料来源：ADA Infant Feedings：Guidelines for Preparation of Formula and Breastmilk in Health Care Facilities 2011，Mead Johnson Nutritionals "Instructions for Safe Infant Formula Preparation，Storage and Use" 2010.

参考文献

American Academy of Pediatrics and The Committee of Nutrition. Soy Protein-based Formulas：Recommendations for Use in Infant Feeding. *Pediatrics*，101（1），148-153. 1998.

ADA Infant Feedings：Guidelines for Preparation of Formula and Breastmilk in Health

Care Facilities 2011, Mead Johnson Nutritionals "Instructions for Safe Infant Formula Preparation, Storage and Use" 2010.

Center for Disease Control. *Community Water Fluoridation*. 2015. Retrieved from http: //www.cdc.gov/fluoridation/safety/infant_formula.htm, December 12, 2016.

Center for Disease Control. 2010. *Lead*. Retrieved from http: //www.cdc.gov/nceh/lead/tips/water.htm, January 30, 2012.

Leonberg, B. L. (Ed.) 2009. Infant Nutrition and Feeding: A Reference Handbook for Nutrition and Health Counselors in the Special Supplemental Program for Women, Infants and Children (WIC) and the Commodity Supplemental Food (CSF) Programs. Alexandria, VA: USDA, Revised March 2009, pgs. 139-141.

Mead Johnson Nutritionals. "*Hospital Instructions for Safe Infant Formula Preparation, Storage and Use*". 2010. Retrieved from http: //www.mjn.com/professional/pdf/LB2149_HospitalPrepStorage_10_10.pdf, February 6, 2012.

Nevin-Folino, N. L. (Ed.). *Pediatric Manual of Clinical Dietetics*, 2nd Edition. Chicago, IL: American Dietetic Association. 2008.

Robbins, S. T., & Becker, L. T. (Eds.). *Infant Feedings: Guidelines for Preparation of Formula and Breastmilk in Health Care Facilities*, 2nd Edition. American Dietetic Association. Chicago, IL: 2011.

第 6 章

出院后早产儿的营养干预

早产儿的喂养进程

按照矫正年龄喂养

- 喂养建议应该考虑婴儿目前的发育水平、出生体重、出院时体重和营养状况。由于早产儿发育延迟的风险增加，喂养进展可能不同于正常的足月儿发育进展。
- 早产儿喂养建议应使用矫正年龄。按照矫正年龄大部分早产儿的喂养进展与足月儿是相同的。

喂养进展（表 6-1）

- 在至少矫正 6 月龄内，母乳或者婴儿配方奶是婴儿的主要营养来源，并且应持续到矫正年龄 1 岁。
- 尽管美国儿科学会支持除药物或营养补充剂外，应纯母乳喂养到 6 月龄，但根据发育阶段和喂养技能，建议在矫正 4 ~ 6 月龄间引入辅食或固体食物。
- 强化铁的谷物和肉泥是首选的添加食物，可以提供丰富的蛋白质、铁和锌。
- 在矫正年龄满 1 岁时已可引入多种多样的食物。
- 矫正年龄 1 岁前不要给予鲜牛奶。

表6-1　不同月龄段早产儿的喂养

矫正年龄	发育阶段和喂养技巧	每日摄入量	喂养提示
0～4 月龄	<ul><li>大部分时间嘴是闭合的</li><li>母乳或配方奶会从嘴中溢出</li><li>用舌头把勺子推出</li><li>有吸吮动作，舌头伸向一边，饥饿时烦躁或哭闹</li><li>吃饱时停止吸吮、睡着或转过脸松开乳头</li></ul>	<ul><li>母乳：按需喂养，至少6～8次/天以保持母乳分泌，和（或）</li><li>配方奶： 0～1月龄：60～150 ml/次，6～8次/天 1～2月龄：90～180 ml/次，5～7次/天 2～4月龄：120～210 ml/次，4～7次/天</li></ul>	<ul><li>在婴儿清醒和饥饿时喂养</li><li>按需喂养</li><li>每天尿湿6块尿布是婴儿吃饱的重要迹象之一</li><li>把婴儿放到床上睡觉时还用奶瓶喂奶会引发窒息</li><li>不用微波炉加热配方奶或吸出的母乳</li></ul>
5～6 月龄	当你的宝宝有以下表现时，他/她可能准备好吃固体食物了：<ul><li>支撑能坐</li><li>当给食物时会张开嘴</li><li>能把半固体食物从舌头前面移向后面</li><li>嘴巴上下运动来"咀嚼"</li><li>具备社会性交流能力（盯着你吃，张口等）</li></ul>	<ul><li>母乳：按需，和（或）</li><li>配方奶：180～240 ml/次，4～6次/天</li><li>强化铁的婴儿谷类食物：每次1～2大汤匙，2次/天</li></ul>	<ul><li>母乳或配方奶含有婴儿所需的全部营养。如果婴儿对固体食物还不感兴趣，可等待一周后再尝试</li><li>用勺子喂铁强化的婴儿谷类食物</li><li>每周只喂一种新的谷类食物</li></ul>
7～8 月龄	<ul><li>稍微支撑或不支撑能坐</li><li>能自己拿奶瓶</li><li>当给食物时会张嘴，并用嘴唇把勺子中的食物吃到嘴里</li><li>可能会把新食物吐出</li><li>开始咀嚼食物</li></ul>	<ul><li>母乳：按需，和（或）</li><li>配方奶：180～240 ml/次，3～5次/天</li><li>强化铁的婴儿营养米粉：1～2大汤匙/天，增加到2～4大汤匙/天，2次/天</li><li>肉泥、豆泥和豆类食物：1～2大汤匙/天</li><li>蔬菜泥、果泥：从1～2大汤匙/天，逐渐增加到2～3大汤匙，2次/天</li><li>谷物：每天2片饼干，1/4片面包或烤面包</li></ul>	<ul><li>用勺子喂强化铁的婴儿谷类食物</li><li>喂肉泥、豆泥、豆类食物和一些蔬菜泥（绿豆，豌豆，红薯），因为富含铁，可以在谷类食物前喂给婴儿</li><li>每3～5天添加一种新食物</li><li>果汁不是必需的：如果给婴儿，应为100%的纯果汁并用水稀释，放在杯子里，每天限量60 ml</li><li>食物的质地：从泥糊状食物开始，然后是煮烂或捣碎的食物，最后是切成小块状的食物</li></ul>

续表

矫正年龄	发育阶段和喂养技巧	每日摄入量	喂养提示
9～12月龄	<ul><li>用杯子喝液体（水或奶）时较少洒出</li><li>尝试自己用勺子吃饭</li><li>用舌头把食物从口中间移动到两边</li><li>咀嚼食物</li><li>用大拇指和示指捏起食物</li></ul>	<ul><li>母乳：按需，和（或）</li><li>配方奶：180～240 ml/次，3～4次/天</li><li>奶酪（15 ml）、原味酸奶（1/2 杯）或松软干酪（1/4 杯）：每天提供</li><li>强化铁的婴儿营养米粉：3～4大汤匙/天，2次/天</li><li>肉泥、豆泥、鸡蛋和豆类食物：3～4大汤匙/天，2次/天</li><li>水果和蔬菜：3～4大汤匙/天，2次/天</li><li>谷物：每天2片饼干，1/4片面包或烤面包</li></ul>	<ul><li>提供一口大小、新鲜、软质的水果和煮过的蔬菜</li><li>要有耐心，婴儿自己吃食物时会弄得很脏乱</li><li>在吃固体食物时，另给婴儿一杯水</li><li>每次给婴儿吃热的食物前都要尝一下，以确保婴儿不会被烫到</li><li>提供手指状的食物，鼓励婴儿自己吃</li><li>让婴儿用勺子自己吃</li><li>不要额外在食物中加盐和糖</li><li>下面的食物因有发生窒息的危险而不要给婴儿：坚果、含坚果的奶油，葡萄干，整粒葡萄，切成圆形的热狗，未切开的带筋肉类，硬的、生的水果或蔬菜</li></ul>

改编自：Oregon Dairy Council；Nevin-Folino，N. L.（Ed.）（2008）. Pediatric Manual of Clinical Dietetics，2nd Edition. Chicago，IL：American Dietetic Assoc. American Dietetic Association on-line Nutrition Care Manual

注：矫正年龄 1 岁前不要给新鲜牛奶。不要给婴儿蜂蜜，包括含有蜂蜜的加工食品，以免有肉毒杆菌中毒的风险。每杯容量约为 250 ml。每大汤匙约为 15 ml。与医生或营养专家探讨何时开始添加固体食物很重要。每个早产儿的情况都不同，具体取决于早产儿是否已经可以接受添加辅食以及养护人的喂养技巧。在给早儿喂固体食物时要用勺子，不要将固体食物加入到奶瓶中喂养。

> **编译者按**：本节内容与《中国居民膳食指南（2016）》中的部分内容一致，但涉及酸奶、奶酪的应用部分有所差别，该《指南》认为："普通鲜奶、酸奶、奶酪中的蛋白质和矿物质含量远高于母乳，会增加婴儿肾负担，不宜喂给1岁内婴儿，1～2岁可以将其作为食物多样化的一部分而逐渐尝试，但建议少量进食为宜，不能以其完全替代母乳和（或）配方奶。"而本指南中提到给9～12月加酸奶和奶酪。我国指南还强调母乳或配方奶应喂养到2岁或以上。另外，美国儿科协会2017年的最新指南建议，1岁以内的婴儿是不能喝果汁的。1～3岁的幼儿可以喝100%纯果汁，每天不超过120 ml。

早产儿便秘

便秘是指粪便干燥、硬结且难以排出，而不能简单依据排便频率（间隔时间长）来定义。

早产儿便秘发生率高原因

- 胃肠蠕动功能不成熟。
- 药物影响（钙、铁、利尿剂、抗胆碱能类药）。
- 由于限制液体摄入或摄入液体能力差导致液体摄入不足。
- 增加使用了营养素或能量密度较高的配方奶（73 ～ 100 kcal/100 ml）。
- 配方奶冲调比例不合适。
- 盛奶粉时压得过紧或每勺装得过多而不是标准的平勺。
- 在挤出的母乳中加入补充配方奶时测量工具使用不当。
- 从母乳过渡到配方奶。
- 过早在奶瓶中加入谷物或用勺喂食。
- 某些代谢、内分泌和肌肉失常疾病。

治疗便秘的可能方法

1. 给予母亲哺乳支持，使婴儿得到最大量的母乳。
2. 确保配方奶冲调比例合适。
3. 尝试用洗热水澡、婴儿按摩或婴儿躺着让其腿做骑车运动来刺激肠蠕动。
4. 铁补充剂：

- 有许多研究证明强化铁的配方奶不会引起便秘。
- 铁对早产儿的生长和发育非常重要。大部分早产儿由于配方奶的摄入量不足而不能满足他们的铁需求，应在出院后服用含铁的复合维生素或铁补充剂。
- 如果家庭强烈认为铁补充剂引起了便秘，可以检查便秘早产儿的血细胞比容。如果婴儿的血细胞比容正常，并且配方奶能满足婴儿的铁需求，可以考虑停止铁补充剂或换成无铁的复合维生素。

5．服用果汁：

- 如果婴儿大于 40 周（矫正年龄），可以开始喂少量稀释的果汁
  - 用 15 ml 水混合 15 ml 李子汁、梨汁或白葡萄汁。
  - 开始隔天给 30 ml 稀释的果汁。如果需要，增加到每天 30 ml 的稀释果汁。如果仍然便秘，可以增加到最大量，即每天 30 ml 未稀释的果汁。
- 尽管美国儿科学会不建议在 6 月龄前给婴儿果汁（编译者注：最新建议为 1 岁前不要给婴儿果汁），对于长期从早产儿过渡配方奶获益的较小早产儿，果汁是比药物更有效和便宜的治疗便秘方法。在开始喂果汁前需咨询儿童保健专家。

6．如果婴儿在用 > 80 kcal/100 ml 的早产儿过渡配方奶喂养，建议降低能量密度，如：

- 从 90 kcal/100 ml 减少到 80 kcal/100 ml。
- 从 80 kcal/100 ml 减少到 73 kcal/100 ml。
- 在改变喂养计划时，要检查增重情况和喂养频率。

7．如果婴儿出生体重 > 1500 g，并且增重良好、摄入充足、营养需求能被满足，则应考虑：

- 停止母乳强化，提供 100% 的母乳或尽可能多的母乳。
- 如果母乳不足，婴儿也在吃早产儿出院后配方奶，考虑从出院后配方奶转换成普通婴儿配方奶或部分水解蛋白配方奶。在用配方浓缩液体奶或即饮配方液态奶时，同时用部分水解蛋白配方奶或低乳糖配方奶可以改善便秘。
- 考虑转诊给经过婴儿按摩培训的专业人员。
- 在改变喂养计划时需检查增重情况、喂养频率（每周一次，持续 2 ~ 4 周）。

8．如果婴儿出生体重 < 1500 g，目前 < 矫正 3 月龄：

- 在改变婴儿喂养计划前，考虑咨询熟悉早产儿情况的儿科营养专家。
- 做骨骼实验室检查来确定骨矿化状态（见第三章）
  - 如果实验室检查值在正常范围内并且婴儿生长良好，可以考虑停止母乳强化并给婴儿 100% 的母乳或转换成普通婴儿配方奶。两周后检查体重，4 ~ 6 周内做骨骼实

验室检查，必要时调整喂养计划。

    ○ 如果实验室检查值不在正常范围内，继续使用早产儿过渡配方奶并考虑用其他方法治疗婴儿便秘。

9. 如果以上方法都不能缓解便秘，与儿童保健人员探讨给婴儿使用大便软化剂。

治疗便秘可能有害的方法

- 服用玉米糖浆
  - ○ 可能引起一种罕见但严重的食物中毒，已知为婴儿肉毒杆菌中毒。
  - ○ 现在商业上精制的黑玉米糖浆可能不含有能使液体流向小肠和使粪便软化的化学结构，从而对婴儿便秘无效。
- 服用矿物油
  - ○ 它是一种无味的液体，很难被消化道吸收。可以通过减少肠道的水分再吸收而使粪便软化。
  - ○ 对婴儿可能不适用，因为婴儿由于吞咽功能不全，可能不会保护性的咳嗽反射，会引起矿物油吸入、类脂性肺炎和（或）胃食管反流。
- 过量饮水或配方奶过度稀释
  - ○ 配方奶过度稀释可能会引起营养不足。
  - ○ 过量饮水会稀释婴儿正常的钠水平，引起痉挛、昏迷、脑损伤和死亡。
- 过多或过早引入果汁
  - ○ 果汁与营养不良（过剩或不足）有关，并与腹泻、肠胃胀气、腹胀和龋齿有关。
  - ○ 美国儿科学会建议 6 月龄前不要饮用果汁（编译者注：新建议正改为 1 岁前不要饮用果汁）。
- 频繁的栓剂使用
  - ○ 栓剂的过量使用或任何能引起排便的药物都会使婴儿肠道的平滑肌组织变弱，并且扰乱正常节律。
  - ○ 过量栓剂的使用会使婴儿不能学会放松肛门括约肌，而放松肛门括约肌对有效排便是非常重要的。

早产儿益生菌和益生元的使用见表 6-2。

表6-2　早产儿益生菌和益生元的使用

	益生菌	益生元
定义和功能	对身体有益的活微生物（大部分是"好"细菌） 防预致病微生物的定植，提高肠道对传染病的免疫力和刺激抗炎物质	难消化的糖类，可选择性刺激结肠有益菌的生长和（或）活动，以改善健康状况 在大肠，是益生菌的食物
普通种类	乳酸菌和双歧杆菌 酵母	低聚糖 半乳寡聚糖 （Galacto-oligosaccharide，GOS） 低聚果糖 （Fructo-oligosaccharide，FOS）
来源	● 母乳 ● 发酵乳制品（酸奶，开菲尔发酵乳和奶酪） ● 酵母发酵的面包 ● 某些婴儿配方奶粉 ● 补充剂	● 母乳 ● 豆类 ● 未加工的全谷类 ● 生香蕉、洋葱、凉薯、莴笋根、韭菜、大蒜、芦笋 ● 某些婴儿配方奶粉
母乳	由于母乳中含有益生菌和益生元，母乳喂养的婴儿比配方奶喂养的婴儿双歧杆菌和乳酸菌含量高。母乳能培养特定种类的细菌，如双歧杆菌	母乳中含有100多种低聚糖，不能被婴儿消化。这为新生儿肠道中的双歧杆菌提供了食物，可以刺激肠内壁变厚，并能抵御有害致病菌和过敏原
对婴儿的益处	● 提高免疫功能 ● 治疗婴儿腹泻 ● 治疗抗生素相关性腹泻 ● 治疗婴儿疝气 ● 减少肠炎 ● 降低早产儿坏死性小肠结肠炎的发病率和死亡率 ● 促进消化和胃排空 ● 治疗幽门螺杆菌感染 ● 预防和减少过敏性疾病	● 预防肠道致病菌附着（抗感染作用） ● 刺激新生儿肠胃中有益菌的生长 ● 软化粪便

续表

	益生菌	益生元
婴儿食用的问题	● 可能引起有短肠综合征的婴儿细菌易位 ● 败血症，心内膜炎 ● 没有长期效益或安全的数据 ● 免疫抑制的婴儿出现上述问题的风险最大	● 如果吃的太多会排气和（或）腹胀 ● 没有长期效益或安全的数据
推荐规范	目前没有基于指南的有关足月儿或早产儿用量的证据 研究表明有益于改善婴儿感染性腹泻、预防抗生素相关性腹泻和坏死性小肠结肠炎的发生	目前没有基于指南的有关婴儿用量的证据

参考文献

American Academy of Pediatrics & The Committee on Nutrition. Iron Fortification and Infant Formulas. *Pediatrics*，104（1），119-123，1999.

American Academy of Pediatrics & The Committee on Nutrition. The use and misuse of juice in pediatrics. *Pediatrics*，107（5），1210-1213，2001.

American Dietetic Association Pediatric Nutrition Care Manual，retrieved from www. eatright.org，March 2，2012.

Bandla，H. P. R.，Davis，S. H.，& Hopkins，N. E. Lipoid pneumonia：A silent complication of mineral oil aspiration. *Pediatrics*，103（2），e19，1999.

Dashpande，G.，Rao，S.，Patole，S.，& Bulsara，M. Up 日期 d meta-analysis of probiotics for prevention of necrotizing enterocolitis in preterm infants. *Pediatrics*，125（5），921-930，2010.

Groh-Wargo，S.，Thompson，M.，Cox，J.（Eds.）*Nutritional Care for High-Risk Newborns*，3rd Edition. Chicago，IL：Precept Press，Inc. 2000.

Hattner，J. Digestive health：Probiotics and prebiotics for children. *Nutrition Focus*，24（3），2009.

Hoecker，J. Is it safe to give a baby Karo syrup for constipation? *Mayo Clinic*. 2010.

Retrieved from http：//www.mayoclinic.com/health/karo-syrup-for-constipation/ AN01826/rss=1，on January 30，2012.

Indrio，F.，Riezzo，G.，Raimondi，F.，Bisceglia，M.，& Francavilla，R. Effects of probiotic and prebiotic on gastrointestinal motility in newborns. *J Physiol Pharmacol*，60（Suppl 6），27-31，2009.

Liu，Y.，Fatheree，N. Y.，Mangalat，N.，& Rhoads，J.M. Human-derived probiotic lactobacillus reuteri strains differentially reduce intestinal inflammation. *Am J Physiol Gastrointestinal Liver Physiol*，299（5），2010.

Neu,J. Routine probiotics for preterm infants：Let's be careful. *J Pediatrics*,158（4），672-4，2011.

Nevin-Folino，N. L.（Ed.）. *Pediatric Manual of Clinical Dietetics*，2nd *Edition*. Chicago，IL：American Dietetic Association. 2008.

Oregon Dairy Council；Nevin-Folino，N. L.（Ed.）.（2008）. Pediatric Manual of Clinical Dietetics，2nd Edition. Chicago，IL：American Dietetic Assoc. American Dietetic Association on-line Nutrition Care Manual

How to Feed Your Baby Step-By-Step. Nutrition Education Services/Oregon Dairy Council，Portland，Oregon，2009. www.oregondairycouncil.org

Partridge，J. C.，Payne，M. L.，Leisgang，J. J.，Randolph，J. F.，& Rubinstein，J. H. Water intoxication secondary to feeding mismanagement：A preven table form of familial seizures disorder in infants. *Am J Dis Child*，135，38-41，1981.

Roberfroid，M. B. Prebiotics and probiotics：Are they functional foods? *Amer J Clin Nutr*，71（6），1682s-1687s，2000.

Sari，F. N.，Disdar，E.A.，Oguz，S.，Erdeve，O.，Uras，N.，& Dilmen，U. Oral probiotics：Lactobacillus sporogenes for prevention of necrotizing enterocolitis in very low-birth weight infants：a randomized，controlled trial. *Eur J Clin Nutr*，64（4），434-9，2011.

Samour，P.，King，K. *Handbook of Pediatric Nutrition*（3rd Ed.），Sudbury，MA：Jones and Bartlett Publishers. 2005.

Savino，F.，Pelle，E.，Palurneri，E.，Oggero，R.，& Miniero，R. Lactobacillus reuteri versus simethicone in the treatment of infantile colic：A prospective randomized study. *Pediatrics*，119，e124-e130，2007.

Thomas，D. W.，Greer，F.R.，The Committee on Nutrition & The Section on Gastroenterology，Hepatology，and Nutrition. Probiotics and prebiotics in pediatrics. Pediatrics，126（6），1217-31，2010.

Tsang，R.，Uauy，R.，Koletzko，B.，Zlotkin，S. *Nutrition of the Preterm Infant* 2nd Ed.. Cincinnati，OH：Digital Educational Publishing，Inc. 2005.

Zerzan，J. Nutrition care for the premature infant after discharge from the hospital. *Nutrition Focus*，8（1），1999.

中国营养学会 . 中国居民膳食指南（2016），北京：人民卫生出版社，2016.

第 7 章

晚期早产儿的特殊考虑

晚期早产儿的医疗风险

定义：出生胎龄在 34 ～ 36^{+6} 周的婴儿。

- 晚期早产儿在美国的早产儿中所占比例最大，2005 年占所有早产儿的 70% 以上。这些晚期早产儿的出生体重在 2000 ～ 3000 g，他们比更早期出生的早产儿更成熟和稳定。通常在普通产科住院观察而非住在 NICU。然而，他们实际的发病率和死亡率仍比足月儿高。

- 在出生后未出院期间，晚期早产儿以下情况的发生率较高：
  ○ 喂养困难
  ○ 低血糖
  ○ 黄疸
  ○ 呼吸窘迫
  ○ 窒息
  ○ 体温不稳定

- 出生一个月内，晚期早产儿比足月儿更可能因为以下原因再次收住院：
  ○ 喂养困难
  ○ 脱水
  ○ 黄疸
  ○ 疑似败血症

- 出院后发病和再入院的危险因素包括：
  ○ 第一胎
  ○ 母乳喂养

○　母亲有妊娠和（或）分娩并发症

○　在分娩时接受公共保险

○　亚太岛国居民的后裔

晚期早产儿的喂养

晚期早产儿发生营养摄入不足的风险较高，主要原因包括胃肠功能和神经功能发育不成熟、比足月儿活动力差且口腔运动较弱。例如，他们会比足月儿睡眠多，以至于不能在需要喂养时醒来。母乳喂养和人工喂养的晚期早产儿发生喂养问题的风险均较高，因此为了获得足够的营养摄入和保证一生成长，晚期早产儿在达到矫正胎龄 40 周前都应该被密切监测。

与更小的早期早产儿不同的是，大部分晚期早产儿在其母亲还未能有充足的母乳分泌前就已经出院回家。晚期早产儿最初不能给予母亲乳房足够的刺激，也会导致母乳分泌不足。如果婴儿不能有效吸吮母乳，则推荐母亲用手和电动吸奶器挤出或吸出母乳。在婴儿能纯母乳喂养并正常生长前，母亲可能需要在产后进行几周的挤奶或吸奶，以达到和维持足够的母乳分泌。为母亲和婴儿提供良好的支持对于母乳喂养的成功尤为重要。推荐所有母乳喂养早产儿的母亲在出院后尽早联系哺乳咨询师。

美国母乳喂养医学会建议以下情况为晚期早产儿获得足够母乳的标志：

- 婴儿生理性体重下降少于出生体重的 7% ~ 8%。
- 每天至少有 6 ~ 8 次小便。
- 到出生第 4 天后每天有 4 次较大量的黄色糊状大便。
- 哺乳 20 ~ 30 min 后能吃饱。
- 出生一周后平均增重大于 20 g/d。

特殊营养注意事项

晚期早产儿可能比足月儿有额外的营养需要。然而，由于缺乏相关研究，目前没有相应的推荐规范。强化配方奶的益处即使对于小于 34 周胎龄的早产儿仍不十分确定。因此，现行的方法是用未强化的纯母乳或普通婴儿配方奶粉喂养晚期早产儿。如果婴儿不能摄取足够量的母乳维持生长，可以用普通婴儿配方奶来强化母乳喂养或者把婴儿配方奶混合成 73～80 kcal/100 ml 来喂养。这样能保证婴儿在总量摄入较少时仍满足其营养需求。一般情况下，晚期早产儿不需要长期强化或浓缩奶喂养。

铁

早产儿比足月儿铁储备能力弱。在出生后一个月内（实际月龄），早产儿每天应从铁强化配方奶或补充剂中摄入至少 2 mg/(kg·d)（上限是 40 mg/d）的铁。这样的铁摄入剂量应维持至一岁。能摄入 150 ml/(kg·d) 配方奶的婴儿可以从中获得大约 2 mg/(kg·d) 的铁。然而，对于某些完全用配方奶喂养的婴儿，仍需要额外补充铁剂。美国儿科学会营养委员会（2010）发现大约 14% 的配方奶喂养的早产儿在 4～8 月龄之间出现铁缺乏。

维生素 D

美国儿科学会推荐全部或部分母乳喂养的婴儿每天补充 400 IU 维生素 D 至少一年。非母乳喂养的婴儿也应该补充维生素 D，直到每天摄入 1000 ml 维生素 D 强化婴儿配方奶为止。对于早产儿，400 IU 的维生素 D 可以从以下方式获得：1 ml/d 标准婴儿含铁 / 不含铁复合维生素制剂；1 ml/d 含铁 / 不含铁 3 种维生素补充剂；或者维生素 D 补充剂，如维生素 D 滴剂并结合单独的铁补充剂。

> **编译者按**：关于维生素 D 补充，中国《喂养建议》略有不同：早产儿生后开始补充维生素 D800～1000 U/d，3 月龄后改为 400 U/d，直至 2 岁，该补充量包括食物、日光照射及维生素 D 制剂中的摄入量。建议按照我国的规范和建议补充维生素 D 及铁剂。

参考文献

Academy of Breastfeeding Medicine. Protocol 10：Breastfeeding the late preterm infant（34 0/7 to 36 6/7 weeks gestation）. Breastfeeding Medicine 6（3），151-156，2011.

Baker, R. D., Greer, F. & The Committee on Nutrition. AAP Clinical report: Diagnosis and prevention of iron deficiency and iron-deficiency anemia in infants and young children (0-3 years of age) . *Pediatrics*, 26 (5), 1-11, 2010.

Engle, W. A., Tomashek, K., Wallman, C., & The Committee on Fetus and Newborn. American Academy of Pediatrics clinical report: "Late-Preterm" infants: A population at risk. *Pediatrics*. 120 (6), 1390-1401, 2007.

Meier, P. P., et al. Increased lactation risk for late preterm infants and mothers: Evidence and management strategies to protect breastfeeding. *J Midwifery Womens Health*, 52, 579-587, 2007.

Morton, J., Hall, J. Y., Wong, R. J., Thairu, L, Benitz, W. E., Rhine, W. D. Combining hand techniques with electric pumping increase milk production in mothers of preterm infants. *J Perinatology*, 29, 757-764, 2009.

Smith, J. R., Donze, A., & Schuller, L. An evidence-based review of hyperbilirubinemia in the late preterm infant, with implications for practice: Management, follow-up, and breastfeeding support. *Neonatal Network*, 26 (6), 395-405. 2007.

Wagner, C. L. Greer, F., & The Section on Breastfeeding & Committee of Nutrition. AAP Clinical report: Prevention of rickets and vitamin D deficiency in infants, children and adolescents. *Pediatrics*, 122, 1142-1152, 2008.

《中华儿科杂志》编辑委员会，中华医学会儿科学分会儿童保健学组，中华医学会儿科学分会新生儿学组.早产、低出生体重儿出院后喂养建议.中华儿科杂志 [J],2016,54（1）：6-12.

缩略语

LBW（low birth weight）：低出生体重儿

VLBW（very low birth weight）：极低出生体重儿

ELBW（extremely low birth weight）：超低出生体重儿

AGA（appropriate for gestational age）：适于胎龄儿

LGA（large for gestational age）：大于胎龄儿

SGA（small for gestational age）：小于胎龄儿

IUGR（intrauterine growth restriction）：宫内生长迟缓

FGR（fetal growth restriction）：胎儿生长受限

EUGR（extrauterine growth restriction）：宫外生长迟缓

NICU（neonatal intensive care unit）：新生儿重症监护病房

NEC（necrotizing enterocolitis）：坏死性小肠结肠炎

GERD（gastroesophageal reflux disease）：胃食管反流病

BPD（bronchopulmonary dysplasia）：支气管肺发育不良

CLD（chronic lung disease）：慢性肺疾病

ALP（alkaline phosphatase）：碱性磷酸酶

TPN（total parenteral nutrition）：完全肠道外营养

HMF（human milk fortifier）：母乳强化剂

EMM（expressed mother's milk）：挤出的母乳

DHM（donor human milk）：捐赠母乳

DRIs（dietary reference intakes）：膳食营养素参考摄入量

RNI（recommended nutrient intakes）：推荐摄入量

AI（adequate intakes）：适宜摄入量

EER（estimated energy requirement）：能量需要量

RDA（recommended dietary allowance）：推荐膳食营养素供给量

DHA（docosahexaenoic acid）：二十二碳六烯酸

EPA（dicosapentaenoic acid）：二十碳五烯酸

AA（arachidonic acid）：花生四烯酸

AAP（American Academy Pediatric）：美国儿科学会

CDC（Centers for Disease Control and Prevention）：（美国）疾病预防控制中心

FDA（Food and Drug Administration）：（美国）食品药品管理局

WHO（World Health Organization）：世界卫生组织

DOHaD（Developmental Origins of Health and Disease）：健康与疾病的发育起源（简称"多哈"）。